# 敲療

第一本完整介紹
經絡原理的治痠止痛圖解書

## 經絡對位敲打法

〔敲敲樂‧對位敲療創辦人〕
王金信&李可晴

著

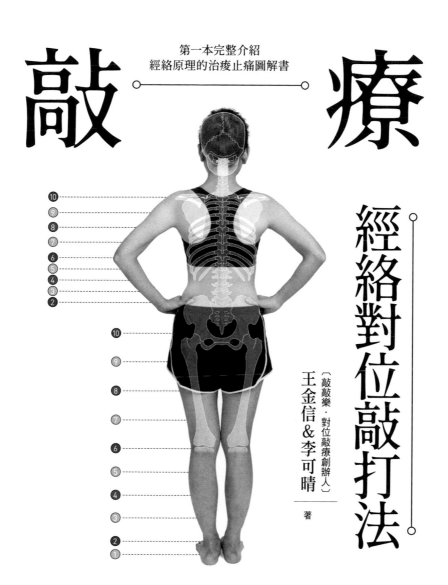

●●● 敲療學員·實證推薦 ………… 008

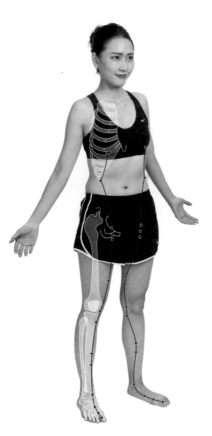

# 第1章
# 敲療與經絡的關係

●●● 什麼是敲療？ ………… 022

●●● 經絡與人體的關係 ………… 029

●●● 經絡與陰陽五行的關係 ………… 032

●●● 虛者補其母，實者瀉其子 ………… 037

●●● 敲療的執行原理：對位療法 ………… 039

●●● 敲療的使用工具與注意事項 ………… 049

●●● 用「痧」自我診斷的基本原則 ………… 051

●●● 搭配適量運動，保健效果更好 ………… 053

●●● 12 經絡的位置與功能介紹 ………… 055

# 第 2 章

## 哪裡痛，就敲對位部位
〔日常疼痛篇〕

●●● 手指 → 腳趾 ………………………… 085
●●● 手背 → 腳背 ………………………… 086
●●● 手心 → 腳底 ………………………… 087
●●● 手腕 → 腳踝 ………………………… 088
●●● 下手臂 → 小腿 ……………………… 089
●●● 手肘 → 膝關節 ……………………… 090
●●● 上手臂 → 大腿 ……………………… 091
●●● 肩膀 → 臀部或鼠蹊 ………………… 092
●●● 背部 → 胸部 ………………………… 093

# 第3章

## 沿點‧線敲打，精準保健

## 〔對症改善篇〕

### 從頭到腳痠痛拜拜

**01** 頭痛 …………………… 098

**02** 偏頭痛 ………………… 100

**03** 頭暈 …………………… 102

**04** 肩頸痠痛 ……………… 104

**05** 五十肩 ………………… 106

**06** 背痛（膏肓痛）……… 108

**07** 腰痛 …………………… 110

**08** 網球肘 ………………… 112

**09** 高爾夫球肘 …………… 114

**10** 媽媽手 ………………… 116

**11** 板機指 ………………… 118

**12** 手麻 …………………… 120

**13** 腳麻 …………………… 122

**14** 膝蓋痛 ………………… 124

**15** 膝蓋退化 ……………… 126

**16** 小腿抽筋 ……………… 128

**17** 足底筋膜炎 …………… 130

**18** 靜脈曲張 ……………… 132

**19** 婦科疾病 ……………… 134

**20** 糖尿病 ………………… 136

**21** 高血壓 ………………… 138

**22** 更年期 ………………… 140

**23** 預防中風和
顏面神經失調 ……… 142

## 解決惱人的日常小症頭

01 失眠多夢 ················· 144

02 禿頭掉髮 ················· 146

03 記憶力衰退··············· 148

04 過敏鼻塞 ················· 150

05 下巴脫臼 ················· 152

06 慣性落枕 ················· 154

07 清咽利喉 ················· 156

08 胸悶心悸 ················· 158

09 長年便祕 ················· 160

10 增強性功能··············· 162

11 手腳冰冷 ················· 164

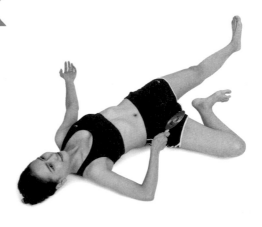

## 美容瘦身，越敲越漂亮

01 打造瓜子臉 ················· 166

02 去除眼袋 ················· 168

03 消除黑眼圈 ················· 170

04 去斑除皺 ················· 172

05 美乳防病 ················· 174

06 緊實小腹 ················· 176

07 蝴蝶袖走開 ················· 178

08 敲出蜜桃臀 ················· 180

09 大象腿拜拜 ················· 182

10 消除蘿蔔腿 ················· 184

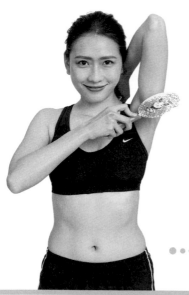

●●● 〔後記〕敲療，重啟人體自癒力的開關 ········· 186

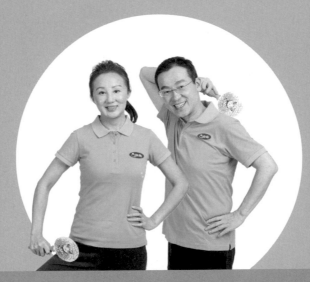

敲療學員・實證推薦

## 敲通「氣結」，
## 身體就不會痛了

李莉莉 / 62 歲 / 自營業

　　知道敲敲樂是因為看到朋友的網頁有按讚，但是因為 3 支就要 2000 多元，覺得很貴，觀察了 3 個多月，才決定下手。在此之前我完全不認識王老師和李老師，還因為太貴跟先生大吵一架，但是現在先生敲的比我還勤勞。

　　事實上，我之前就是拍打棒的使用者，約莫已經拍了 4～5 年了，買過各式形狀、大小的拍打棒。拍打棒要很用力的打，一邊看電視一邊打的時候，聲音很大很干擾，而且出痧面積很大一片。相對於此，對位敲療使用起來安靜且出痧面積不大（卻能敲出更深層的痧），就我個人而言，我覺得效果更好。

　　改善我最多的，就是原先只要氣候交替，就會有的腰痠背痛問題；尤其是肩頸右側，會一路痛到頭部，造成很強烈的頭痛。我走遍各大醫院做檢查、照腦波等，醫生只說可能是肌肉纖維化、長骨刺等問題，沒什麼大礙，只開藥給我吃。但是我知道吃藥無法治本，我必須找出問題的根源，才能徹底紓緩我的疼痛問題。

　　第一次去老師的教室，買完工具之後，偶然遇見王老師，我跟他說我肩膀痛，他就說要敲鎖骨，我說敲骨頭應該很痛吧？誰敢敲啊？但是回家後就抱持著姑且一試的精神：敲鎖骨。連續敲了 5 天，1 天大概敲 1 個小時。敲完之後會先有紅紅、硬硬的反應，接著大約敲完 2～3 天之後，才會慢慢出痧。出痧的顏色會是紅→紫→黃，大約 1 個禮拜之後就會退了。等退了之後我繼續敲，結果第二次的出痧反應就沒有這麼明顯了。我就這樣連續的敲 4～5 次之後，因肩頸不適所引起的頭痛問題，就逐漸改善了。此外，原先在澳洲當工程師的兒子也不相信這種民俗療法，但後來親身體驗之後，也有顯著改善；現在也是帶著敲敲樂去澳洲，有空就敲，改善他脂肪瘤的問題。

　　雖然老師的對位敲療很有用，但是我自己一直覺得太複雜，所以我都是敲「氣結」，也就是哪裡痛就敲哪裡。但是老師說，其實敲某些穴道，也可以幫助氣結打開，所以我現在很想嘗試其他的敲打方法。很開心老師出書將對位敲療的原理詳細說明，這樣就可造福更多人。

## 帶在身邊有空就敲，
## 疼痛不適慢慢改善

米金秀 / 63 歲 / 退休人員

　　第一次認識敲敲樂，是在某次南港展覽館的活動中，被工作人員邀請體驗一下。雖然當時覺得敲完感覺不錯，但因為趕時間，所以沒有太深入瞭解，買了一組敲敲樂就離開了。後來，又看到朋友的臉書分享，才又到老師的教室上課。

　　敲了 2 年多的時間，對位敲療對我最大的改善，就是解決我的頭痛和淋巴結腫大問題。因為胸部長了一些淋巴腫瘤，擔心它會惡化成不好的東西，因此我每天至少都會花半小時的時間敲；沒想到敲著敲著，這些淋巴結腫瘤就變小了。很多人都說沒時間敲，但是我覺得只要有心，把它帶在身邊一有空就拿出來敲，絕對會有改善的效果。像我有定期上健身房的習慣，所以我都會把它帶在身邊，趁著運動的休息時間，拿起來敲一敲。我相信即便每天只有敲一點，身體仍會出現顯著的正向改變。

## 每天敲 1 小時，
## 消除馬鞍肉，打造筆直美腿

陳菊英 / 60 歲 / 美容業

　　我是敲敲樂教室的鄰居，剛開始他們在裝潢的時候，以為又是什麼直銷健康食品的公司，所以一直沒有踏進去。後來，觀察 1 個月之後，看到牆上掛滿敲敲樂的裝飾，以為是鏡子，相當好奇，所以才踏出了第一步。因為自己是做美容業的，對於淋巴、經絡等民俗療法有相當程度的瞭解。一聽李可晴老師說明敲敲樂的對位原理之後，就知道它是屬於刀療的一種，所以相信其有一定的功效；但是比起刀療，敲敲樂使用起來比較不會讓人感到害怕，接受度比較高。因此，我很快也成為敲敲樂的愛好者之一。

從 2014 年王老師和李老師成立敲敲樂到現在，我每天都會敲 1～2 小時，就算當天工作比較忙碌，我也至少會敲半小時。從大腿外側開始敲至腳踝，再敲至大腿內側，一路往上敲至手臂、肩膀和頭部，全身都會敲一次。敲療帶給我的最大改善，就是解決頭痛問題。以前只要彎腰、搬重物或是做一些特殊動作之後，頭都會很痛。但是自從開始以對位療法敲打之後，頭痛的問擾就不藥而癒了。除了頭痛問題，另一個最大的改變，就是敲療幫助我打造好看的身形。

　　一般女孩子很在意的大腿和腰間贅肉，在我每天定期敲、敲了 3 個月之後，竟然都消失了。一開始我只敲右腳，後來發現，奇怪為什麼我的左右腳粗細不一，才發覺原來這樣敲一敲，可以雕塑大腿和臀部的形狀，於是我也趕快敲左腳。現在我的腿相當筆直，大家都說我的腿很漂亮。此外，我也積極將這套對位敲療推廣給親朋好友。與三五好友一起去泡湯時，也會帶著它有空就敲；我妹妹是櫃姐，長期站立工作導致腿部和背部肌肉緊繃僵硬，易抽筋；然而，她身體這樣的情形，也在我介紹對位療法敲打之後，有了顯著的改善。現在，我妹妹不僅身體狀況變好，就連後頸和腋下等厚實贅肉，也全部敲瘦了。

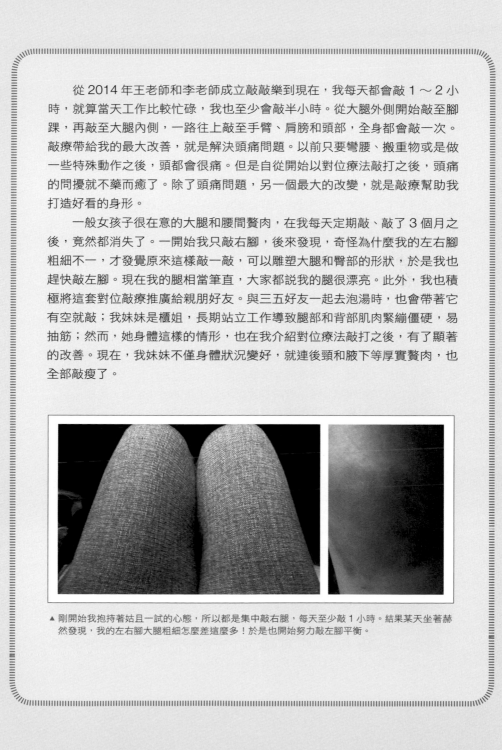

▲ 剛開始我抱持著姑且一試的心態，所以都是集中敲右腿，每天至少敲 1 小時。結果某天坐著赫然發現，我的左右腳大腿粗細怎麼差這麼多！於是也開始努力敲左腳平衡。

## 經絡對位敲療，
## 最經濟實惠的健康保健法

蔡盡 / 62 歲 / 在家專職照顧父親

　　自行學經絡、推拿相關的知識已經有 8 年左右了，某次，偶然在公園裡面看到有人（王老師的鄰居）在使用敲敲樂。一看就知道這是刀療，所以很快就知道這是對的東西，因此便立刻去參加敲敲樂的進階班課程；我學習對位敲療已有 2 年多的時間。我做了衣服 30 多年，久坐的工作模式，導致我有坐骨神經痛、腰痛、手腳冰冷等陳年痼疾。雖然一直有做推拿按摩，但是始終覺得無法根治痛點，徹底解決問題。然而，在敲了 1 個多月之後，這些問題竟然在不知不覺中改善了。

　　此外，我高齡的父親有十多年的氣喘問題，前年更因為流感差點走了，所幸之後痊癒，但是醫生說會有慢性肺部阻塞的問題，要我們多注意。於是，我每天都會花半小時的時間幫父親敲背部與肩頸。果不其然，誠如我所學的經絡知識所言「通則不痛」，在幫父親敲開身體的氣結之後，不僅改善支氣管的問題，整個人也變得更加神清氣爽。

　　現在，我專職照顧父親，有感長照問題是未來高齡化社會，需要被關注的重要議題。我認為，敲療是現行在家中就能執行的最簡易健康保健法，不論是在經濟或實際功效方面，都能減輕家屬不少負擔。為此，希望有更多民眾能認識這個好方法。

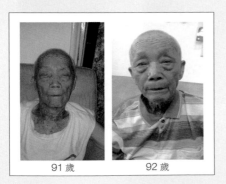

91 歲　　　　92 歲

◀ 接受敲療前（左圖）父親氣
色很差，敲打完之後整個人
氣色都變好了（右圖）。

## 對位敲療，改善我的 五十肩和膝蓋疼痛問題

李素貞 / 57 歲 / 代書

　　和王老師以前就是熟識的朋友，當初覺得朋友出來創業相當勇敢，再加上是推廣好的產品，所以就大力支持、大力推廣。接觸對位敲療之後，最大的改變就是氣血循環變好，改善我的頭痛問題。另外，我的眼壓高，只要看電視看一會兒，螢幕上的字就會變模糊。於是，我就試著敲敲眼睛周圍，沒想到字馬上就變清楚了。

　　由於工作的關係，長時間用電腦導致我有五十肩的問題，相當困擾。原本我的左手舉不起來，但在王老師的指導下，定期敲 1 個解點 2 ～ 3 次之後，左手不但可以舉高，甚至還舉得比右手高。

　　除了五十肩，因為長期騎腳踏車造成的膝蓋運動傷害，也相當困擾我。於是，根據膝蓋某個痛點，用老師指導的對位療法敲打之後，沒想到膝蓋的疼痛迅速緩解，自己也相當意外。因為工作忙碌，無法經常去老師那邊敲，但是我光是在看電視時有空就敲，就已經有顯著的改善了。所以，我認為只要根據本書的方法「有空就敲」，一定能達到緩解疼痛，保健身體的功效。

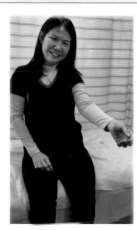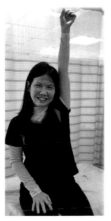

◀ 原本無法高舉的左手，敲打完之後馬上就可以舉高了。

## ⦂因跌倒受傷走動不便，
## ⦂敲了 1 年後竟然能自由行走了！

王莉 / 75 歲 / 退休人員

2013 年，因為跌倒傷到尾椎 1-2 節，2014 年又跌倒傷到胸椎，導致我日後行動不方便，出門都要拄著拐杖，或者以計程車代步，相當不便。由於腰椎受傷的關係，會定期去找推拿師按摩。推拿師在公園內看到有老奶奶在敲，好奇之下一問才知道這是敲敲樂。

敲敲樂的方法——對位敲打和推拿原理一樣，是利用經絡去改善身體的不適，但比一般的經絡推拿，更為有效。因此，經由推拿師的介紹下，我到王老師的教室，去上了 4 堂的認證班。持續敲了 1 年左右，現在可以自由走動了，出門不用拐杖，也能坐公車出門買菜。不僅解除身體上的疼痛，心情也變好了。

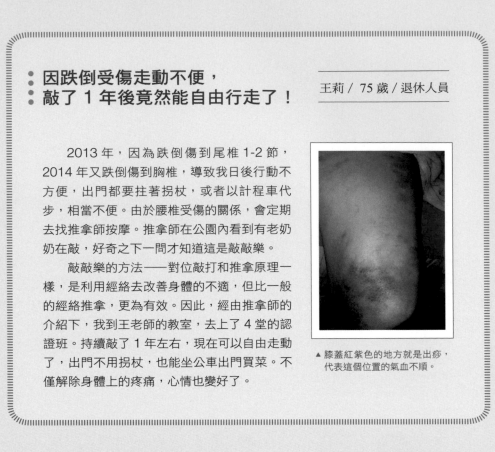

▲ 膝蓋紅紫色的地方就是出痧，代表這個位置的氣血不順。

## ⦂敲療不僅解決頭痛問題，
## ⦂也讓我的體態更加美麗

林柔里 / 72 歲 / 退休體育老師

我是經由朋友介紹，認識了敲敲樂。我有膝蓋腫大的問題，內側緊繃疼痛。王老師教我直接敲膝蓋周圍，但是因為自己怕痛，所以請先生幫忙敲膝蓋周圍 1 圈，約莫敲了 1 個小時。第一次敲完瘀青一整片，但是過了 1 個禮拜慢慢消退之後，膝蓋的不適感覺也漸漸改善。瞭解年紀漸長，膝蓋老化是難免的事情，但是敲完之後的舒暢感，至少可以讓我走起路來比較輕鬆自在，我想這就是最大的安慰了。

另外，由於我以前是體育老師，且又長得高（172 公分），身形是屬於比較壯碩、魁梧的，肌肉組織很厚實。但是，按照李老師的指導，每天一有空就敲臉、背部和腿部之後，現在，我的身形不僅變得修長，圓臉也變成瓜子臉了。

　　雖然沒有頭痛問題，但是睡眠品質不好，且頭皮比較軟、怕熱，夏天喜歡將頭朝著窗口吹風；老師說這樣不好，是造成我睡眠品質不佳的原因。有一次老師敲我的頭右半邊，結果痧一路從髮際線出到眼睛周圍一片，害我 1 個禮拜不敢出門，很像被家暴。但是隨著痧慢慢退去，1 個禮拜之後，我發現我的睡眠品質變好，而且第二次再敲，出痧的問題也沒有這麼嚴重了，我想這應該就表示我的氣通暢了。由於自己的真實體驗，我也介紹許多朋友去王老師的教室，其中，有一位朋友因為頸動脈阻塞，行動不便無法走直線，但在老師敲了 10 ～ 20 分鐘之後，就可以走得比較直了。但是因為那位朋友怕痛，所以後來還是改由按摩的保養方式。

　　我原先就對民俗療法相當感興趣，於是在親身體驗之後，我想學習的更多，所以我參加了敲療第一期的專業班，並且連續上了三期。現在老師只要有活動或講座，我也會到現場幫忙。雖然敲療有點痛，但是痛過之後的暢快感是舒服的，所以我建議怕痛的朋友，剛開始可以請他人代勞，等適應敲療的疼痛感之後，再改由自己每天有空就敲，慢慢適應，我想你一定也會愛上敲療的。

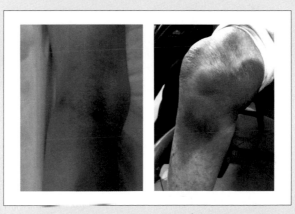

▲ 膝蓋的前側和後側都可以敲。在認真敲打之後，許多原本要換人工關節的學員，都不用換了。

## 解決頻尿與眼睛老花，
## 感覺自己又年輕了 10 歲

廖淑美 / 65 歲 / 家管

　　我是透過長青協會的中廣節目——心靈的春天，知道了敲療。我有十多年的老花問題，在老師的指導下，抱持著姑且一試的心態敲打眼睛周圍的穴位和太陽穴，持續了約 1 個月的時間。某天，習慣性用手推眼鏡，才發現自己忘記戴眼鏡出門，但是眼睛卻看得很清楚。我想這應該就是敲療為我帶來的改變；現在，我已經不用戴老花眼鏡了。

　　另外，困擾我許久的還有頻尿問題。因為要去歐洲玩，旅途中最怕找廁所，所以出發前就問老師要敲哪裡，老師教我敲鼠蹊部和恥骨的位置。於是，為了要擁有一趟舒適的旅程，我在出發往歐洲玩的前 1 個月每天敲1500 下。以往到一個定點都要用「衝」的衝去搶廁所，突然發現不用了，只要和大家正常排隊就好；先生也發現我這個意外的轉變。現在，我持續以對位敲療保健身體，並經常邀請老師到社區上課，希望能將這個好東西推廣給更多民眾認識。

## 與對位敲療的相遇，
## 改變我的一生

鄒秀英 / 63 歲 / 退休教師

　　我是一位退休老師，之前在職場上工作，總認為自己還年輕，寧可加班也不選擇運動，如果累了，就跟美容師約做按摩課程放鬆一下。直到退休的前 2 年，我擔任設備組長，全校師生的教科書都由我管理，經常要搬很重的書籍，以致退休後，有一次閃了腰，無法動彈。送到醫院檢查，醫生說脊椎長滿骨刺，腰椎第 4、5 節狹窄，從此踏上復健的坎坷之路。退休 8 年來，舉凡復健醫療、整脊、氣功調理、養生按摩館、美容舒壓等我都去嘗試，就

是無法持久，後來經友人介紹用電波治療，效果不錯，但是價錢昂貴，稍作改善後，也停下來了。但由於沒有根本改善問題，導致我經常刷個牙、洗個碗、穿個鞋…就閃到腰，總要拖個三五天才好；最嚴重時，腰部似有針刺一般難受。

在與腰痛奮鬥的這些日子，也開始每天打太極拳養生，師姐們經常看到我被腰痛纏身，因此，介紹我到中廣上王老師的課。2017 年 10 月 24 日第一次接觸敲療，我還沒認識它，就拜託老師幫我安排敲療課程。第一次體驗敲療，老師針對我的腰傷問題，在臀部的尾骨、髂骨、環跳穴、居髎穴上加強敲打。老師說經絡不通才會痛，敲開後就不會痛。雖然老師手下留情，在我能承受的程度上敲打，但是整個療程都集中在臀部兩側，實在難受。回家後，耳朵悶塞、頭暈、屁股全面出痧，煞是恐怖。老師說耳朵悶塞、頭暈是氣衝病灶的好轉反應現象，等痧退後再敲，就不會那麼痛，痧也不會那麼黑。第二天一早起床，覺得身體輕盈多了，出痧的地方更大片，但是不去按壓就沒感覺痛。我每天都與老師詢問，老師也很有耐心地回答我，讓我安心不少。後來，我持續去做，真的就如老師說的一樣，痧變少了，敲也沒那麼痛了。有一陣子失眠沒睡好，再去敲療，又明顯劇痛。由此可見，情緒、壓力都會影響經絡循環。

自從做敲療之後，我的腰痛症狀有明顯改善，但是，我的心情卻不敢放鬆，我每天都怕 1 個小動作又會讓我閃到腰。今年冬天，經過 2 個大寒流，我都安然度過，敲療還真有效耶！

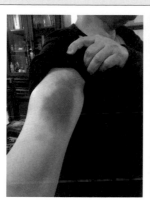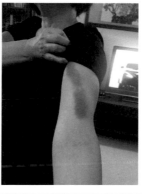

◀ 敲打出痧，就表示該部位的氣血不順，因此會感到疼痛。但只要敲開了，身體就會舒服了。

### ● 原本光禿禿的頭頂，
### ● 長出細微毛髮

吳高名 / 45 歲 / 英文家教

　　我是收聽中廣丁美崙的節目——心靈的春天，認識了敲敲樂，聽了好幾個月，一開始聽不懂對位療法是什麼，後來王老師他們來到彰北運動中心舉辦講座（2016 年 8 月），才正式開始接觸敲敲樂。其實我一直對健康保健的東西很感興趣，也有持續在關注。一開始買回家還被家裡的人罵，說是浪費錢。因為老師的教室在台北，所以我都把握每次老師到彰化或台中的時間，參加講座，一共參加了 5 次。

　　改變最明顯的是第一次參加講座（2016/8/13）到第二次活動講座（2016/9/24）期間，這樣大約敲 1 個月左右，竟然發現原本光禿禿的頭頂，忽然長出了一些細微的毛髮，十分訝異也很開心。於是我就更積極地每天敲，持續敲了 3 ～ 4 個月。

　　雖然現在生長速度好像有點停滯了，但是其實這樣有空就敲一敲，不僅能放鬆身體，也可以加速新陳代謝，對於身體的整體保健都是有幫助的。雖然不敢說疼痛症狀完全根治，但是至少能讓身體感覺比較輕鬆一些，達到「紓緩」的保健功效，我想這也是敲療的重要功能之一。

　　現在也把敲療介紹給父親使用，主要是敲頭部以預防失智症，以及敲骨頭。事實上，敲療不僅可以敲肌肉，還可以敲骨頭。因為根據王老師的研究，適當的敲打、刺激骨頭，可以預防骨質疏鬆症，對於身體保健而言，百利而無一害。

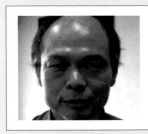 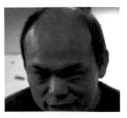

◀ 敲了 3 個多月之後，頭頂長出了細微毛髮（右圖）。雖然不多，但還是很開心。

## 不要怕痛！
## 哪邊痛就敲哪裡吧！

許寶卿 / 54 歲 / 家事管理

　　我不喜歡吃西藥，加上對民俗療法感興趣，於是透過一位阿姨介紹認識了敲療。我把敲療當作一般的身體保健，其中，最大的改變就是長年頭痛問題，一敲就有感，立刻改善了。以前頭會脹，摸起來軟軟的，只要稍微喝一點酒就會頭暈。

　　剛開始幾乎每天都敲頭，一開始很痛，所以也不敢敲太久，不過敲著敲著，也就不痛了。因為老師說會痛表示不通，只要敲開了，即使稍微用一點力敲，應該也不會太痛。另外，我也有胸悶的問題，問老師胸悶要敲哪裡，老師說敲腋下。於是，我每天敲 100 ～ 200 下，竟也慢慢改善了。

　　因為自己從敲療得到良好的效果，所以我也推薦給我的家人使用。像是我大姐也有胸悶問題，我也教她敲腋下，果然，也獲得改善。另外，80 幾歲的父親被醫生檢查有阿茲海默症，為了預防持續退化，也介紹給父親敲。雖然一開始敲很痛，父親有點抗拒，但我跟爸爸說不用敲得很大力，只要每天都有敲就好了。而母親因為職業傷害的關係，某一隻腳沒有知覺，必須吃藥。但是我一直覺得吃西藥不是治本的方法，所以也建議媽媽有空就敲，把氣敲順，應該不舒服的感覺就會好一點了；果不其然，氣順了就有感覺，以前要吃維骨力，現在也不用吃了。

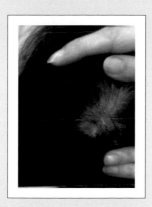

　　我覺得敲療是很好的「不求人」保健法，雖然剛開始一定會痛，但是忍過就 OK 了，甚至還會漸漸愛上這種微痛的感覺。敲療雖然無法完全根治病症，但是至少可以讓人感覺身體比較舒服，而且它一點都不難，哪裡痛就敲哪裡，簡單容易上手；我覺得這就是它最大的優點與魅力。

◀ 頭頂也可以敲！紅紅的不是受傷，而是出痧。但是因為頭皮較薄，如果怕痛的人，建議先輕輕敲。事實上，只要阻塞不通，即便輕輕敲也會出痧。

# 第 1 章
## 敲療與經絡的關係

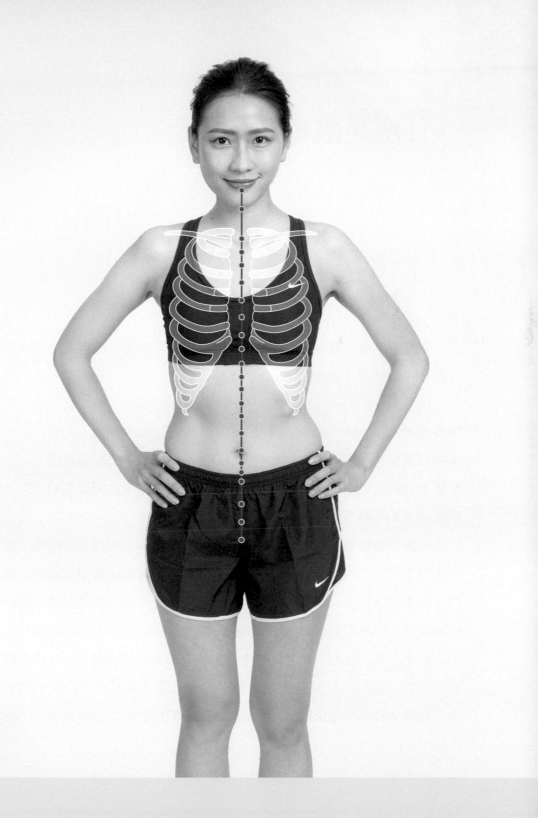

# 什麼是敲療？

　　對於我們每一個人來說，健康才是最寶貴的財富，所以人類從古至今都在不斷探索「強身健體」之道。

　　現代人工作忙碌、壓力大，長時間坐在辦公室吹冷氣、打電腦，長期的姿勢不良又缺少運動，導致血流速度減緩、血管缺氧、乳酸代謝物和神經廢棄物堆積，進而引起肌肉僵硬和痠痛的情形，相當普遍。太多的垃圾和毒素堆積在體內難以排出，其所造成的僵硬肌肉又壓迫血管，使血液更加不暢通，形成惡性循環。

　　新陳代謝變慢、免疫系統功能失調、體內循環系統壅塞不順暢，就好像堵塞的下水道水管；隨著時間的長久累積，就會影響器官的正常運作，甚至導致病變。特別是上了年紀以後，氣血不足、肌肉萎縮、關節組織退化，都會引起各種程度不同的痠痛症狀和心血管方面的疾病。

　　許多人為「疼痛」所苦，其中有不少人即使吃止痛藥、貼痠痛藥布或是定期去醫院，狀況也不見好轉。其實人體本身就有「自癒」的本能，只要對疼痛的部位給予適度的刺激，喚醒體內的「自癒機制」，刺

激組織的再生能力，便能加速新陳代謝，促進血液循環，如此一來，堵塞住血管的垃圾和毒素就可排出體外。換言之，只要將負責細胞氧氣和營養供應的微循環系統恢復正常，氣血通暢，身體的器官就會自己恢復並保持正常的修復功能。

**「敲療」是一種創新的保健手法，通過敲打釋放的震波，可以直達肌肉的深層**；當穴道經絡受刺激，神經和血液的循環系統就會加速，暢通氣血，如此，即可達到放鬆、紓緩痠痛的功效；與推拿、按摩、刮痧和針灸相比，敲療更安全有效，簡單易學且老少皆宜，也更適合怕痛的人。

## 改良傳統刀療，更為親民實用

我（李可晴）剛出生的時候，好像一隻小貓咪般孱弱，又瘦又小，所有見過我的人都說我養不活。

因為先天不足，小時候的我體弱多病，常常西醫看完看中醫，三餐藥當飯吃。從每次要捏著鼻子硬灌吃藥，到後來被訓練到可以一口氣吞下十幾顆藥丸。此外，也經常半夜氣喘發作，被抱去醫院掛急診，在鬼門關前不知道走了多少回。

所幸，在父母的細心呵護以及備受驚嚇中慢慢地長大，但到了國小的時候還是弱不禁風，常常被同學取笑，好像林黛玉，笑說如果一陣大風吹來，我要快點抱住大樹，不然一定會被吹到天上去。

19 歲的時候，一場車禍不僅摔斷了 6 顆牙齒，腦震盪也造成了頭部受損，從此頭部血液循環不良，整日昏昏沉沉。生完小孩之後，雖然

沉浸在做母親的幸福感中，可是帶小孩的辛勞，也讓本來就體弱多病的身體，更加雪上加霜。

每天只能睡 1、2 個小時的嚴重失眠、頭暈、貧血、鼻子過敏、眼睛乾癢、胃痛、便祕、婦科病、牙齒痛、類風溼性關節炎、全身痠痛⋯⋯，十幾年來，遍尋中西醫、針灸、按摩、泡湯等，狀況不見好轉，身體每況愈下。每天都要與各種不適症狀搏鬥，真的感覺快活不下去了。而這種身體不適之感，在我接觸傳統刀療之後，有了大幅改善。

猶記得 6、7 年前，第一次接觸刀療，發現它可以敲到身體深層的痠痛處。雖然被敲的時候很痛，但敲完全身是舒暢、放鬆的感覺——這是過去所做任何的診療或按療，完全沒有過的感覺。瞬間，覺得自己的身體有救了，那份喜悅及感動，真的無法用言語來形容。

被敲的時候雖然很痛，也對菜刀很恐懼，但是為了身體健康，就勉強接受了恐懼！很勤快的每個禮拜去刀療師那裡報到，經過一段時間的調理，身體慢慢地獲得了改善。

於是我就想，我全身的問題這麼多，總不能天天找刀療師敲，如果有一個工具，可以每天在家中自行保健身體，該有多好啊！

有一次，我們夫妻倆在跟兒子打乒乓球時，我先生（王金信）不經意地拿起球拍往肩上敲，忽然驚叫一聲：「這個感覺跟刀療的很像嘛！若修改一下，應該可以滿足我們的需求。」

於是，王老師馬上就依乒乓球拍的外型，設計一大一小的敲敲樂，這樣一大一小就可以全身上下敲，應該就可以改善我的疼痛。然而，我們在台北找了很多家的鐵工廠，都拒絕了他的設計圖。有的嫌案件太

小、金額不大，不願意做；有的廠商更直言：「先生，你做的東西，沒有人會要做的。」

然而，王老師鍥而不捨，終於在林口找到一家有愛心的老闆，聽到王老師是為了老婆身體好，才設計出這種愛心拍，佛心來的幫忙做。

1個星期後，王老師如獲至寶的拿著這大小愛心拍，幫我試敲。一直問我感覺如何？對於他的體貼與用心，早已感動不已！敲在身上，感激在心裡，說真的……還不輸刀療的感覺。

我發現，比起傳統刀療，敲療的工具「敲敲樂」在設計上，有以下2大特色：

❶ 邊緣沒開封、磨薄，不像菜刀在身上敲，倍感壓力；被敲者能在放鬆的心境下進行敲打，享受「有點痛又不會太痛」的過程，效果更好。

❷ 圓弧形的外型，360度沒死角，不會傷到自己，更安全。

就這樣，在王老師的細心呵護下，我的身體漸入佳境。

最先困擾我多年的是左膝蓋疼痛，平常就隱隱作痛，特別是吹到冷氣或電風扇，更加刺痛，痛到骨子裡。因此我們家多年來，夏天幾乎不吹冷氣，也不吹電風扇；假若熱到忍不住吹電風扇，就會發現我一定用1條毛毯，將膝蓋遮住，形成夏天裡一個很大的反差。

膝蓋經過多次的大量黑青出痧後，痠痛一次比一次好，終於在第七次敲出痧後，困擾我十幾年的膝蓋痛完全好了，且試著吹冷氣和電風扇

都不痛了，令我非常驚喜，信心大增！我相信，我全身的痠痛，一定可以慢慢調理康復。果不其然，在王老師及自己的持續敲敲打打下，在 1 年的時間內，完全康復。另外還幫我把全身最不符合身材比例的大腿給敲瘦了，真的非常感謝王老師的體貼及用心。

## 2014年，敲敲樂正式問世

現在這幾年，只要身邊的親朋好友，身體有問題，我們夫妻倆都會非常用心地教導他們如何敲打，且十分令人感到欣慰的，幾乎每一個敲過的人，身體都有良好的改善。每次聽到他們開心的和我們分享，我們都會由衷地替他們感到高興。後來，我們覺得這麼好的東西，應該有系統的推廣教學，所以王老師便辭去了工作，和我一起攜手，為帶給大眾健康的使命感共同奮鬥。

我們夫妻倆上過數十位老師的中醫經絡課程，也研讀過上百本中醫健康書籍，如中醫四大經典：黃帝內經、難經、傷寒雜病論（後來分成「傷寒論」和「金匱要略」）和神農草本經等。從課堂上老師解說介紹到下課複習，再加上多本書籍的研讀，讓我們夫妻倆受益良多，真的是所謂師父引進門，修行在個人。從上課學習、書籍的研讀及眾多使用者的案例研究中，終於整理出上下、前後、左右、表裡的對位敲療。它不僅可以快速解除身體上的病痛，且簡單、易學、好上手。

這 2 年用這套對位敲療推廣健康保健的重要性，因內容大部分用人像圖示解說、課程淺顯易懂，很受大家歡迎，全台每個縣市跑透透，至今已開過幾百場健康課程，造福許多鄉親。甚至，也受邀至香港身心靈

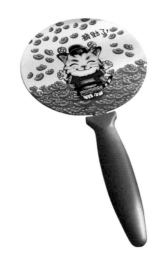

敲敲樂 Q 樂貓的圖設計靈感，是來自於招財貓。
招財貓是可以招來健康、幸福、財富的可愛寵
物，敲敲樂就如同我們家的寵物，常常陪伴它，
使用它就可以帶給我們健康；有了健康，跟隨
著就會招來幸福、快樂等。每次看到它療癒的笑
容，整個心都融化了。

團體，分享對位敲療，將簡單易學的健康保健法帶給大家。

　　此外，我們於 2016 年 3 月在臉書成立「華陀解痛‧神效敲打」社
團。在社團裡無償教學，並解答社友的問題，深受大家歡迎。雖然 3 年
來非常忙碌，幾乎沒有個人的時間，但將健康帶給大家，我們夫妻倆都
覺得非常的踏實與開心。

　　「萬病之源源於血，百病之由由於氣；氣不足則血不暢，血不暢則
水不流，水不流則毒不排」。我們觀察到，原則上身體會出現不適，是
因為血液循環變差。當血液中出現的廢物增多的時候，排毒能力就會不
足，如此，留下來的廢物就會更多了，在體內各處堆積；「堆積」形成
「瘀塞」，這就是我們生病的原因之一。

　　事實上，人體有著強大的自癒力，能夠隨時將身體修復到健康的正
常狀況，但是「瘀塞」卻會阻塞身體發揮這個自癒能力。反之，只要
去除這個滯礙，接下來就交給身體與生俱來的自癒力就可以了。

# 《 敲療的 5 大特點 》

❶ 疏通經絡，改變體質：通過敲打，使經脈氣血通暢，新血
重生，提升免疫力。

❷ 活血化瘀，排毒解毒：加速新陳代謝，改善血液瘀滯狀
態，使體內毒素和廢物快速排出體外。

❸ 延緩衰老，永保健康：改善微循環，增強血液的含氧量，
使含有營養物質的血液暢行無阻，並及時帶走廢物，維持
良好的體內循環和生命活力，遠離疾病。

❹ 全身各部位，皆可敲打：身體的每一個局部位置，如頭
部、面部、軀幹、四肢，甚至連腳踝或耳後等面積小的地
方，都可以透過「敲療」達到保健功效。

❺ 方便簡單，安全有效：簡單易行，不受時間和空間的限
制，即使以前沒有接觸過醫學或完全不懂穴道的人也可以
輕鬆上手。另外，「敲療」只在皮膚表面進行，不會對身
體造成創傷，也不會出現藥物反應等副作用，是一種安全
有效的健康保健法。

# 經絡與人體的關係

　　經絡是人體傳遞能量的管道，亦是人體最高層次的綜合系統。經絡控制人體的一切功能，能決生死，調虛實，處百病。而經絡又細分為「經脈」與「絡脈」。

　　「經脈」是垂直身體的能量運送主幹道，有手三陽、手三陰、足三陰、足三陽，共計 12 條經絡連結的環狀系統。「絡脈」則是身體橫向的支幹，與主幹道上 12 條縱向經脈相互連結。

　　**經脈與絡脈彼此相互聯繫，形成運送能量「氣＋血＋津液」循環的網路**（編按：在中醫理論中，津液是指身體中的各種生理水液，包括各臟腑組織內的體液，及其他分泌液如胃液、腸液、淚液等）。由此可見，經絡不同於西醫所指血管系統傳遞血液、淋巴系統傳遞淋巴液、神經系統傳遞神經物質等傳遞單一物質的「單一系統」，而是集結神經系統、血液系統、淋巴系統、內分泌系統、筋膜系統等的「綜合系統」，其以「能量」運行全身上下，並聯絡著我們的身體、外表、四肢與五臟六腑等器官，維持身體正常的生理功能。

## 鍛鍊經絡，即能打通全身氣血

「能量」就好比電能，而「經絡系統」就好比電力系統，傳遞電能。舉例說明：台灣這座寶島就好比我們人體，必須仰賴電力系統，將電能傳遞到各縣市、各家庭。各縣市就像是我們的五臟、六腑；各家庭就像是我們的細胞。

家庭停電，所有的電器都不能啟動（細胞受損發炎）；停電太久，家庭電器全部壞了，家庭生活長久無法正常運作，就如同廢棄屋（細胞壞死）；各縣市公家機關、行政單位長期停電（五臟六腑功能性降低），久而久之，市政無法進行，長期停擺，社會秩序就會大亂（造成全身痠痛、出現各種慢性疾病，如：高血壓、糖尿病、心臟病等）。

反之，由於能量由「氣」、「血」和「津液」組成，因此，只要氣血、津液運行無礙，全身的能量就能順暢地行走在經絡之中，身體自然健康。但是，現代人生活壓力大，飲食、作息不正常，導致這股「能量」運送的管道阻塞或打結；當能量無法順利運送至全身時，我們自然會感到疲勞不適，甚至生病。

因此，「鍛鍊經絡」正是確保氣血運行暢通的最佳方法，而鍛鍊經絡可細分為以下 3 種：

❶ **運動**：如登山、跑步、騎車、快走、散步、深蹲等，每天至少運動半小時，都可以讓身體的氣血運行順暢，尤其以深蹲的效果最好。

❷ **按摩、敲打、刺激經絡上的穴位。**

❸ **按摩、敲打全身經絡**，包括：

① **手三陰（手內側）**：心經、心包經、肺經。

② **手三陽（手外側）**：小腸經、三焦經、大腸經。

③ **足三陰（足內側）**：腎經、脾經、肝經。

④ **足三陽（足外側）**：膀胱經、胃經、膽經。

再加上**任脈（前胸中央縱線）**和**督脈（後背脊椎線）**。

其中，又以按摩敲打經絡的方式最佳，因為經絡當中又與陰陽五行的原理結合。換言之，按摩敲打經絡不單可以讓氣血暢通，也能同時調養五臟六腑的陰陽平衡，達到更完善的身體保健功效。

## 《 奇經八脈 》

人體的經絡系統除了主要的 12 經絡之外，還有所謂的「奇經八脈」，就是任脈、督脈、衝脈、帶脈、陰維脈、陽維脈、陰蹻脈和陽蹻脈。

由於它們的分布不像 12 經脈那樣規則，與腑臟亦無直接的「屬絡」關係，彼此之間也沒有表裡配合，因此獨立出來。然而，奇經八脈中的任脈（前胸中央縱線）和督脈（後背脊椎線）由於位在人體的主要軀幹和頭部位置，這些地方也是經常引起疼痛不適處，因此在敲療上，也會特別使用這 2 條經絡進行敲打。

# 經絡與陰陽五行的關係

　　人體的 12 條經絡分布，有一定的規律，且每條經絡都有內**屬臟腑**和外絡肢節的 2 個部分。換言之，每條經絡都屬於 1 個內臟，且在臟與腑之間又有表裡關係。因此，每條經絡在發生病理變化時，都有其特殊的症候群表現。然而，在此之前，我們要先瞭解一下這個規律是什麼？這個規律，即是所謂的「陰陽五行」。

　　我們的老祖宗，透過對自然的觀察，發覺宇宙萬物會按照一定的規律不斷轉化、演變。起初用陰陽的邏輯觀察，來解釋這些事物的消長與變化。例如：**大自然中的陰陽關係**：太陽月亮、晝夜、明暗、夏冬等，歸納整理至身體乃至情緒反應，例如：**情緒的陰陽關係**：喜悲、笑哭、放鬆緊張……；**身體的陰陽關係**：上下、左右、背腹、男女、表裡；以及**經絡中氣與血的陰陽關係**：氣，是無形的動能，屬於陽；血，是有形的物質，屬於陰。

## 人體陰陽的畫分

| 體表 | | 體內 | |
|---|---|---|---|
| **陽** | **陰** | **陽** | **陰** |
| 手外側（手三陽） | 手內側（手三陰） | 腑器 | 臟器 |
| 腿外側（足三陽） | 腿內側（足三陰） | 膽 | 肝 |
| 背部（督脈） | 胸腹部（任脈） | 小腸 | 心 |
| 左側 | 右側 | 胃 | 脾 |
| 上半身 | 下半身 | 大腸 | 肺 |
| | | 膀胱 | 腎 |
| | | 氣（無形的動能） | 血（有形的物質） |

而後，又發現宇宙萬物，由 5 種木、火、土、金、水物質所組合，而以上這 5 種物質皆是我們生活中不可缺少的物質。因此，借用這 5 種物質的關係與陰陽學說結合起來，論述自然界多種事物的複雜關係，從而形成陰陽五行學說。

## 陰陽五行運用在自然界

| 五行 | 五味 | 五色 | 五氣 | 五季 | 五方 |
|---|---|---|---|---|---|
| 木 | 酸 | 青 | 風 | 春 | 東 |
| 火 | 苦 | 紅 | 暑 | 夏 | 南 |
| 土 | 甘 | 黃 | 濕 | 長夏 | 中 |
| 金 | 辛 | 白 | 燥 | 秋 | 西 |
| 水 | 鹹 | 黑 | 寒 | 冬 | 北 |

## 陰陽五行運用在人體

| 五行 | 陰 | 陽 | 五官 | 五體 | 五液 |
| --- | --- | --- | --- | --- | --- |
| | 五臟 | 五腑 | | | |
| 木 | 肝 | 膽 | 目 | 筋 | 淚 |
| 火 | 心 | 小腸 | 舌 | 脈 | 汗 |
| 土 | 脾 | 胃 | 口 | 肉 | 涎 |
| 金 | 肺 | 大腸 | 鼻 | 皮 | 涕 |
| 水 | 腎 | 膀胱 | 耳 | 骨 | 唾 |

「五行」代表萬物的物質基礎及運作方式，其概念落實到人體，就是五臟六腑和經絡。

　　為此，古代醫生把陰陽學說用於醫學的同時，也採用五行學說，用以解釋五臟六腑的生理功能和相互關聯，醫治無數的病人。此外，古人透過對自然界的觀察，發現萬物並不只有對立狀態，也有一個和諧共存的狀態。換言之，兩者（陰陽）可以相互依靠、相生、轉化、消長，變化無窮（五行），只要人體（小宇宙）與外在（大宇宙）達到一種平衡的狀態，即是健康的狀態。

## 五行的相生相剋理論

　　「相生」是滋生、助長、養育、支援及促進等意思。相剋則是抑制、破壞的意思。相生有如母子關係，例如：木生火，木是媽媽，火是兒子。木會生火，就是媽媽永遠會支持兒子的意思。

## 陰陽五行與五臟六腑的關係

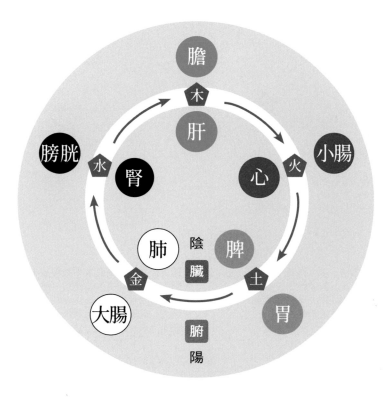

五臟六腑是中醫裡人體內臟器官的總稱。五臟，指肝、心、脾、肺、腎。
六腑，則是指膽、小腸、三焦、胃、大腸、膀胱。五臟六腑剛好可以對應
至陰陽與五行，藉由這樣的相互關係，即可達到改善疼痛不適的功效。

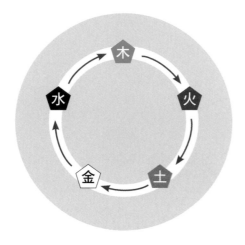

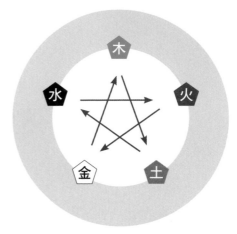

木生火：木容易燃燒，讓火更旺。
火生土：火燒盡萬物，灰燼歸化於土。
土生金：土裡的礦物開採，可提煉成金。
金生水：金加熱後，成液態狀如水。
水生木：水灌溉樹木，使木生長茂盛。

木剋土：木茂盛會使土壤營養被吸收殆盡。
土剋水：土可以用來築提防，防患水害。
水剋火：水可以用來撲滅火災。
火剋金：火高溫，可用來熔金於礦。
金剋木：金可用來做斧頭，砍伐木頭。

　　反之，「相剋」如同我們的象棋：帥剋→仕剋→相剋→俥剋→馬剋→炮剋→兵剋帥，一物剋一物的意思。

　　總的來說，敲療是藉由「陰陽平衡」和「五行相生相剋」的對位原理，對應至身體五臟六腑的 12 經絡，運用這樣的原理，透過一定規則的敲打，即能達到治癒的效果。

# 虛者補其母，實者瀉其子

　　除了陰陽五行的之外，敲療的使用手法還有一個很重要關鍵，就是分清「實症」與「虛症」。開始前要先辨別虛實，才能敲打在正確的經絡上，達到解痛治痠的效果。

　　何謂虛症？虛症是指人體的正氣不足，反映在器官上是萎縮，指器官的功能一直在減弱。身體正氣不足，氣血運行虛弱，氣血就無法充分運行全身，而運行不到的部位，就會產生「痠痠」的身體反應，因此在身上不舒服的部位敲打或按摩，大部分會是呈現痠痠的反應。此外，虛症的人較常會出現手腳冰冷、心跳緩慢、身體較無力、精神虛弱。

　　至於實症，則反映在人體的正氣充足，有足夠的抵抗力，抵抗病毒；然而，過度實症也會造成身體生病，反映在器官上就是功能太亢奮，造成器官腫大。此外，雖然實症正氣充足，看似健康，但過猶不及，若因晚睡、常吃煎、烤、油炸、燥熱食物、常喝冰冷飲料、不常運動等不良習慣，充足的正氣反而會造成氣血瘀塞。實症大都在氣血瘀塞處，會呈現「痛感」，所以在身上不舒服的部位敲打或按摩，大部分是

呈現痛感，而不是痠感。另外，實症的人，較常會出現頭痛眩暈、耳鳴、急躁易怒、小便赤黃、口渴、大便祕結。

## 實症是痛，虛症是痠

由此可見，虛實是辨別人體正氣盛衰的網領，也是反映人體病變的過程：虛是痠，實是痛。因此在敲打上，必須辨明虛實，才能對症下藥，找到正確的敲打位置。

例如：腎生肝，腎是母、肝是子。如果出現肝虛弱，就會有失眠煩躁、容易飢餓、臉紅頭熱，重按無力等症狀。此時，不直接補肝，而是補生肝之母腎，滋補腎以消除肝的虛火。對位到陰陽五行上，即肝經虛弱，腿部肝經上會出現痠感。虛者補其母，所以要解除腿上肝經上的痠感，要去敲或按壓腿上的腎經，滋補腎經，以消除肝經上的痠感。

反之，肝生心，肝是母，心是子。如果出現肝實症，就會有頭痛眩暈、耳鳴、急躁易怒、小便赤黃、口渴、大便祕結。此時，不直接瀉肝，而瀉肝所生的心，瀉心以消除肝火旺。應用在陰陽五行上，即肝經實火旺，腿部肝經上會有很多瘀塞處疼痛，所以要去敲或按壓手臂上的心經，以消除肝經上的痛感；這就是「實者瀉其子」。

簡而言之，痛點在「我」上，就找「我生（子）」去解決；痠點在「我」上，就找「生我（母）」去解決。

# 敲療的執行原理：對位療法

　　人體有左右對稱的 12 條經絡，分布於手足與身軀，由體表循行至體內的五臟六腑。因為 12 條經絡上下相通，故有手與足四肢相對應的對位療法。對位療法不用刻意背穴位，只需要知道 12 條經絡的位置，每條經絡屬於五行的哪一行，是陰是陽，分出五臟六腑即可。而「對位療法」又可分為（一）上下對位；（二）表裡對位；（三）左右對位；（四）前後對位。

## （一）上下對位療法

　　以 12 經絡的位置為基礎，運用陰陽五行的相生原理進行敲打，用於解除四肢的疼痛不適。敲打時，主要分為以下 3 步驟：

STEP ❶：參照 12 經絡的人體圖，找出不適處的經絡位置。例如：大腿
　　　　前面中央處不適，其位置為胃經。

STEP ❷：辨別不適是痠還是痛，對照陰陽五行對位表，找出該經絡的上
　　　　下家關係。例如：胃經痛，就要找對側的大腸經解決；胃經

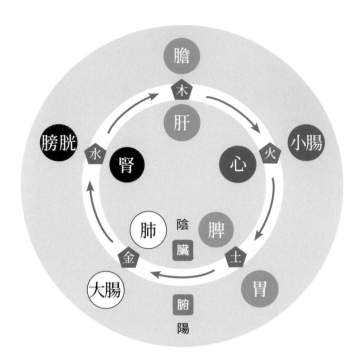

| 五行 | 木 | 火 | 土 | 金 | 水 |
|------|------|------|------|------|------|
| 實症（痛） | ➜ | ➜ | ➜ | ➜ | ➜ |
| 臟 | 肝經 | 心經 | 脾經 | 肺經 | 腎經 |
| 腑 | 膽經 | 小腸經 | 胃經 | 大腸經 | 膀胱經 |
| 虛症（痠） | ⬅ | ⬅ | ⬅ | ⬅ | ⬅ |

　　痠，就要找同側的小腸經解決。口訣是「痛症找下家，痠症找
　　上家」。

STEP ❸：找到同比例位置，上（肢）下（肢）對位敲打。例如：右腳胃
　　經痛，就要找左手的大腸經解痛；反之，若是右腳胃經痠，就
　　是找右手的小腸經解痠。

*Note*

本頁與次頁分別為腑與臟
的五行次序圖，標示的左
右腳為進行上下對位敲療
時，敲打部位的規則（詳
見 P.44 的說明）。

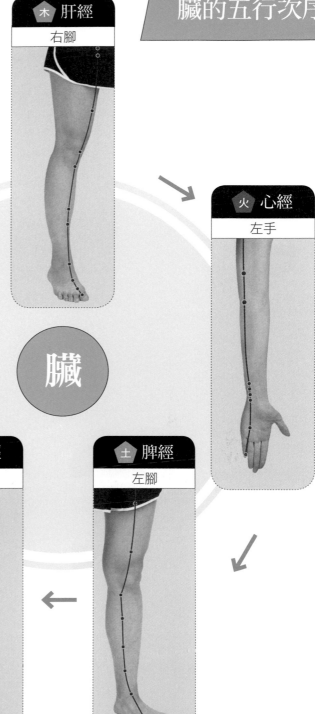

**木 肝經**

右腳

**水 腎經**

右腳

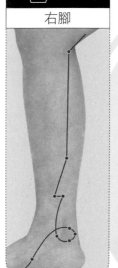

**火 心經**

左手

臟

**金 肺經**

右手

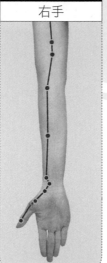

**土 脾經**

左腳

# 腑的五行次序

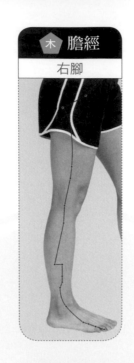

木 膽經
右腳

水 膀胱經
右腳

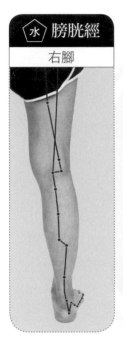

火 小腸經
左手

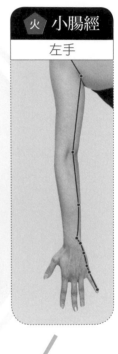

腑

金 大腸經
右手

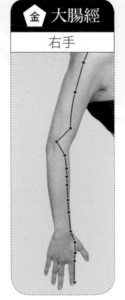

土 胃經
左腳

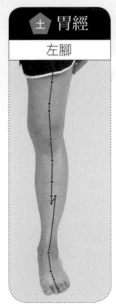

至於上肢與下肢的對應敲打位置，請參照下圖的數字，以關節處為段點，找出手與腳相同的數字處即可。

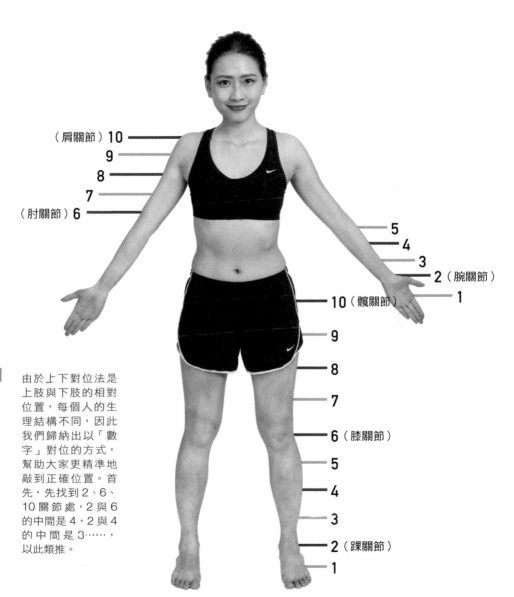

（肩關節）10
9
8
7
（肘關節）6

5
4
3
2（腕關節）
1

10（髖關節）
9
8
7
6（膝關節）
5
4
3
2（踝關節）
1

Note
由於上下對位法是上肢與下肢的相對位置，每個人的生理結構不同，因此我們歸納出以「數字」對位的方式，幫助大家更精準地敲到正確位置。首先，先找到 2、6、10 關節處，2 與 6 的中間是 4，2 與 4 的中間是 3……，以此類推。

請記住,對位口訣就是「**上肢痛找同側下肢解痛,下肢痛找對側上肢解痛,如同為下肢經絡,則同側解痛**」和「**上肢痠找對側下肢解痠,下肢痠找同側上肢解痠,如同為下肢經絡,則為同側解痠**」。為了方便記憶,下表以右腳痠或痛為出發點,整理出如下表格,若不適症狀是左腳,則全部相反,以此類推。各位可自行參照,找出正確的位置敲打,更為方便。

| 五行 | 木 | 火 | 土 | 金 | 水 |
|---|---|---|---|---|---|
| 實症(痛) | → | → | → | → | → |
| 臟(內陰) | 肝經<br>(右腳) | 心經<br>(左手) | 脾經<br>(左腳) | 肺經<br>(右手) | 腎經<br>(右腳) |
| 腑(外陽) | 膽經<br>(右腳) | 小腸經<br>(左手) | 胃經<br>(左腳) | 大腸經<br>(右手) | 膀胱經<br>(右腳) |
| 虛症(痠) | ← | ← | ← | ← | ← |

## (二)表裡對位療法

根據我們實際的敲打經驗,大部分的四肢不適都可以透過上下對位法的敲打,獲得緩解。然而,人體是奧妙的組織,不是每個不適處都可以完全對應到 12 經絡,因此以「陰陽平衡」的原理,補足上下對位無法治癒的四肢部位,以表裡同比例位置為原則,是第二種對位方式。

12 經絡放在五行表中,共有 5 組表裡關係,分別是:肝配膽、心配小腸、脾配胃、肺配大腸、腎配膀胱(編按:事實上,12 經絡還有 1 組表裡關係:心包配三焦,和心配小腸同屬於火,敲打方法是相同的

道理）。根據陰陽平衡的道理，它們在病理上互相影響，也因此可以互相改善症狀。

　　例如：手三陰心經與手三陽小腸經互為表裡。當心經上有痛點的時候，可以敲小腸經同比例的位置，即可解除掉心經上的痛點。

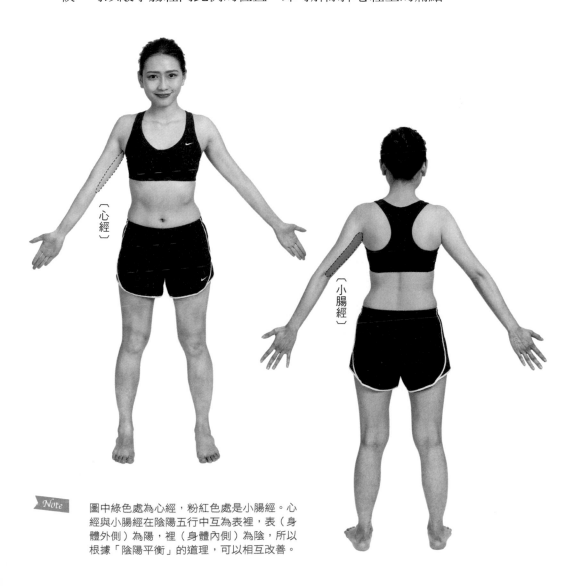

〔心經〕

〔小腸經〕

Note　圖中綠色處為心經，粉紅色處是小腸經。心經與小腸經在陰陽五行中互為表裡，表（身體外側）為陽，裡（身體內側）為陰，所以根據「陰陽平衡」的道理，可以相互改善。

## （三）左右對位療法

　　補足上下對位和表裡對位無法解決的四肢位置，同樣以「陰陽平衡」為原則，敲打左右同比例的位置。

　　人體的 12 條經絡左右各有 1 條，且相互對稱，因此，當疏通右邊的經絡和氣血時，左邊也會跟著恢復。例如：左手腕扭傷發炎，直接敲打痛處，可能會加重瘀血和腫痛，此時先在左手腕扭傷處輕輕按，找到最痛的那個點，然後對應到右手相同的部位進行敲打，也可以止痛。

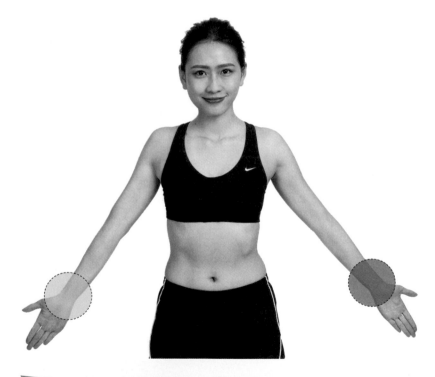

*Note* 　事實上，哪裡痛就敲哪裡，是敲療最初的概念，也就是所謂敲打「阿是穴」。但是當疼痛處發炎紅腫時，還強行施壓敲打，反而會造成更嚴重的傷害。因此，藉人體經絡左右對稱的概念，也能有效止痛。

# 《 什麼是阿是穴？ 》

　　經絡的不足，早在唐朝時的藥王孫思邈就注意到了。某次，他用 14 經絡的穴位治療一位患者的腿痛，經半月，無效。於是，他嘗試避開患處一分一寸地在其病腿上掐試，另尋經絡外的壓痛點，然後下針，方才見效。「阿是穴」即是因壓痛而得名，阿是穴效果之所以更勝經絡穴位，是因為它不被固定位置所限，更簡單易懂。

　　孫思邈認為「阿是穴」有時候比經絡穴位更為有效。此後，孫思邈只要遇到針灸正規穴位沒有明顯療效時，就嘗試按壓病人感覺異常或疼痛的部位。由於每次下針的部位皆不同，又不在正規穴位上，遂乾脆以病人被碰觸到壓痛點時，口中發出的「阿……是！」聲，而稱其為「阿是穴」。

## （四）前後對位療法

　　前面介紹的上下對位、表裡對位和左右對位，是在解決四肢痠痛的問題。然而，痠痛不會只出現在四肢，如果是四肢以外，尤其是軀幹部位的不適，則可用前後對位法來解決。雖然軀幹也有經絡存在，但是其走向錯綜複雜，為求化繁為簡，利用「陰陽平衡」的概念，將軀幹分為九宮格，敲打前後相對的數字部位，亦可改善疼痛不適。

運用這個原理，當胸前有痛點的時候，可以敲背後相對應的位置。同理，背後有痛點的時候，可以敲胸前相對應的位置。例如：後背膏肓穴位痛，可以敲胸前相對應的位置。

「對位療法」以簡單的邏輯、簡易的方法，讓每個人都可以輕鬆學會自我保健。如果是行醫者學會了，不知能幫助多少人解脫病痛之苦。

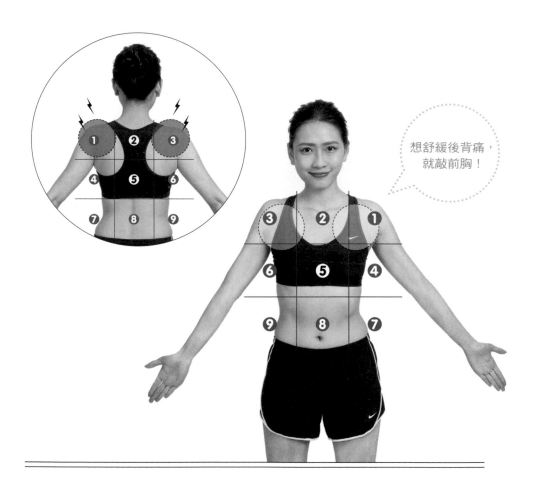

想舒緩後背痛，就敲前胸！

# 敲療的使用工具與注意事項

　　瞭解敲療的執行原理之後，接著我們就要開始實際敲打了。敲療所使用的敲打工具是敲敲樂。敲敲樂融合了民俗療法刀療的原理，圓弧造型狀，使用安全，沒有死角，全身上下任何角度都可以使用，單點深層，能輕鬆疏通經絡，更可以刺激血液循環，快速達到舒筋活血之效。

　　反之，傳統的拍打工具接觸皮膚面積較大，較不易拍到身體細微部位。換言之，一般拍痧工具拍出的都是較為淺層的痧，但用敲敲樂就能輕易敲出深層痧，改善效果更好。如果家中沒有敲敲樂，也可以改用其他工具替代。**選擇工具時，請選擇較重的物品，例如瓷盤、鐵尺、乒乓球拍和鐵湯匙等**，這樣敲打起來才會比較深層，如此才能確實疏通經絡。

　　至於敲打的力道，因人而異，沒有絕對的標準，根據年齡、病況、部位等因素決定。一般來說，力道從輕到重，剛開始敲的時候痛感會比較明顯，多敲幾次，痛

除了敲敲樂，生活中常見的乒乓球拍、鐵尺、鐵湯匙和瓷盤，都可以是敲療的使用工具。

感會越來越降低。所謂通則不痛，痛則不通；痛處即是病處，越痛說明病越重。痛是身體發出的警訊，可以激發身體的自癒力。原則上，敲打的痛度在能忍受的範圍即可，無須刻意敲打到忍無可忍的地步。此外，也請注意以下事項：

① 請拿捏好敲打力道，以免造成不適。

② 生理期期間，請勿使用於下腹部。

③ 肌膚敏感者使用時請墊毛巾，勿直接接觸皮膚。

④ 若有異常症狀請停止使用；此外，效果因個人體質而異。

⑤ 氣血瘀塞部位可能會出痧（成瘀青狀），因此，凝血功能不全或無法接受出痧狀況者，請勿使用。

⑥ 敲後若有紅腫出痧，當天請勿泡澡、泡溫泉，以免紅腫不適加重。另外，敲完應多喝溫熱水，補充水分，以促進新陳代謝，加速痧的排除。

## 《 什麼是敲敲樂？ 》

　　敲敲樂是特殊不鏽鋼，有鋼氣是正能量，所帶的靜電與磁場，通過敲打，釋放的震波可以直達肌肉的深層。當穴道經絡受刺激時，神經血液系統循環就會加速，進而暢通經絡使氣血流通，達到放鬆、紓緩痠痛的功效。

# 用「痧」自我診斷的基本原則

我們經常聽到所謂的「出痧」，究竟痧是什麼呢？

痧，是體內瘀塞的氣血通過敲打，在皮膚上出現深淺不同的點狀、塊狀或條狀的紫色或紅黑色等色塊表現。不管是什麼顏色的痧，都代表著體內的毒寒、濕熱等老廢物質被排出來，也說明相關臟腑的毒素正在被排出中。

有病就出痧，無病不出痧；病重痧就重，病輕痧就輕；痧色越深，說明體內之毒、寒、濕、熱等病氣越重。甚至，有些痧還會伴隨包塊、紅腫的反應，這表示體內的瘀塞情形相當嚴重了。

然而，出痧不以人的意志為轉移，不是想出多少就出多少，而是有多少病才會出多少痧。健康者大力敲也不出痧，病者輕敲也會出痧。對於出痧的顏色與身體健康的關係，可以用以下原則判斷：

❶ **潮紅色**：健康。

❷ **紅色**：淺層瘀塞，多見於亞健康。

❸ **紫紅色**：中層瘀塞，容易痠痛。

④ **青色**：中層瘀塞，容易疲勞。

⑤ **紫黑色**：深層瘀塞，發炎、體內毒素積滯，經絡瘀堵嚴重。

⑥ **黑色**：深層瘀塞，多是重病、慢性病患者或長期服用藥物者。


此外，出痧伴隨紅腫情況者，則說明體內淤堵嚴重。但紅腫跟出痧一樣，也是自癒力排毒的好現象，不用過於緊張。


## 什麼是「氣沖病灶」與「排毒反應」？

敲打時會出現多種反應，如癢、痠、痛、麻、脹、犯困（打瞌睡）、噁心等；被敲打部位會出現黑痧、紫痧、紅腫、瘀青（紅腫和瘀青其實也是痧的形態）現象，中醫稱之為氣沖病灶，或好轉反應。

事實上，「氣沖病灶」是人體自癒力本能地進行自我保護和自我調理的反應過程。敲打時，有的病情會直接好轉，更多的病則必須先通過氣沖病灶的環節才會逐漸好轉；也就是說，先讓病顯現出來甚至加劇，然後化解之。

除了癢、痠、痛、麻、脹等反應外，還可能有哭泣、紅斑、紅疹、水泡、頭暈、頭痛、咳嗽、噯氣、噁心、嘔吐、吐濃痰、流鼻涕、打嗝、放屁、拉很臭的屎和撒很臊的尿等各種反應，以上都是敲打後可能出現的排毒和排異現象。

# 搭配適量運動，保健效果更好

經常做適度的運動，在生理機能方面可以產生很多良好的作用，例如：增強心肺功能、促進血液循環、提升免疫力、幫助消化、消除脂肪‧贅肉和水腫等。

## 養成多運動的習慣

很多人認為，運動一定要有場地、器材、教練、服裝，還要有時間。其實只要有心，隨時隨地都可以找機會運動。例如：平時盡量以走路或騎腳踏車代替坐車；以爬樓梯代替搭電梯；看電視時可以扭扭腰、甩甩手。以上這些都是不用花錢，且日常生活中隨時都可以做的運動。

運動的種類很多，無論是健走、爬山、慢跑、打球、游泳、騎腳踏車、跳舞、瑜伽或打太極拳等等，都是很好的運動。只要有心，每個人都可以找到適合自己的運動方式，以悠閒自在的心情，享受運動的樂趣。我認為，養成運動習慣和每日敲打的生活模式，就是最經濟實惠的健康保健法，請各位一定要身體力行試試看。

# 《 輕敲骨頭，可刺激骨鈣素分泌 》

　　骨骼系統不只是支撐身體，靈活操作運動，還能製造血球細胞儲存礦物質，協助調節體內 PH 值。此外，最新的研究更發現骨骼還有調控內分泌系統的功能。

　　造骨細胞合成的骨鈣素，是一種結構蛋白，幫助造骨細胞鈣化形成骨細胞，是骨質增生的標記。2007 年 8 月，美國哥倫比亞大學遺傳學家卡爾森迪（Gerard Karsenty）教授和其研究小組於《細胞》（Cell）期刊上發表，造骨細胞確實能藉由內分泌系統調控其他組織的生理狀態，而骨鈣素可能就是直接參與其中的激素。他們透過小老鼠實驗，發現一旦骨鈣素增加，會讓小老鼠的胰臟 β 細胞增生，產生更多的胰島素使血糖下降。另外胰島素的功能之一就是促進骨骼生長。

　　因此，每天適當的刺激骨骼，更有機會增加骨鈣素，骨鈣素的分泌讓胰臟產生更多胰島素使血糖下降，而胰島素又能促進骨骼生長，增加骨質密度，產生良好的循環。

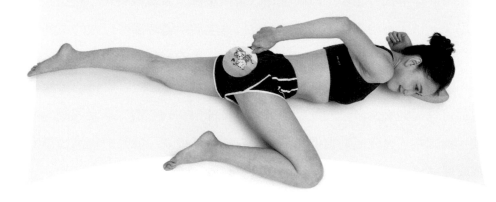

# 12 經絡的位置與功能介紹

人體的每條經絡都肩負身體不同的生理作用，認識掌管人體能量運送的 12 條經絡，有助於我們在敲打的過程中，更清楚不同敲打位置的功效。本篇將簡單介紹 12 條經絡的走向、沿線穴名、主要功能，以及該經絡若是阻塞不通時，身體會出現什麼常見的外顯症狀。希望幫助讀者能更瞭解經絡對於身體的重要性。

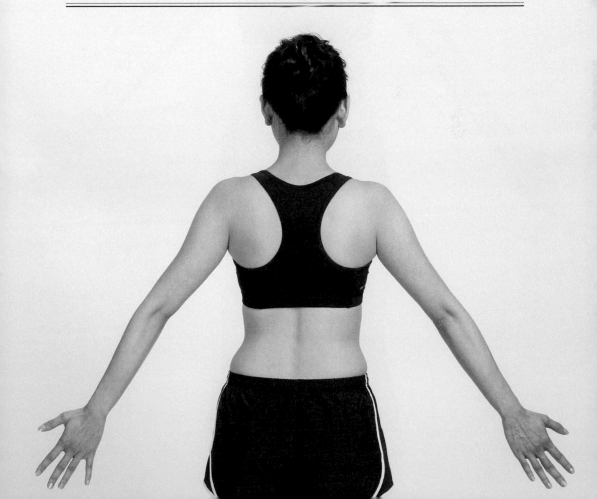

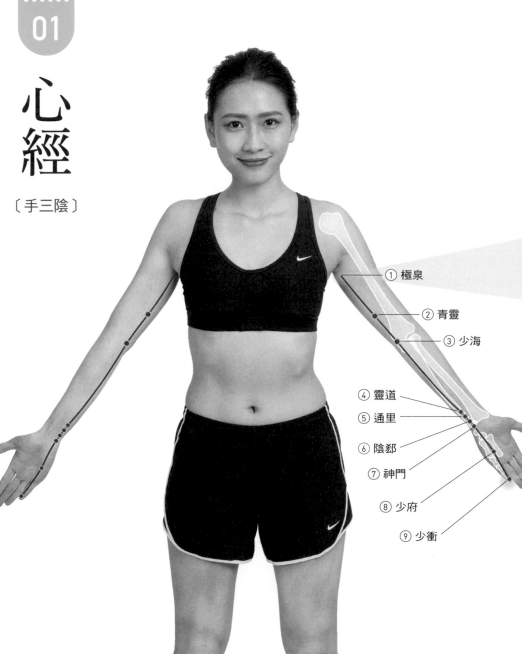

# 心經

〔手三陰〕

**01**

① 極泉
② 青靈
③ 少海
④ 靈道
⑤ 通里
⑥ 陰郄
⑦ 神門
⑧ 少府
⑨ 少衝

從胸、腋窩沿手臂內側走到小指頭
內側，左右各有 9 個穴位。

沿線穴名

① 極泉
② 青靈
③ 少海
④ 靈道
⑤ 通里
⑥ 陰郄
⑦ 神門
⑧ 少府
⑨ 少衝

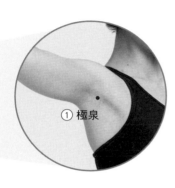

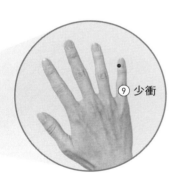

主要功用

寬胸提氣、清熱醒腦、安心寧神、
強健心臟。

主要病徵

心胸煩悶、心驚、心悸、心絞痛。

02

# 心包經

〔手三陰〕

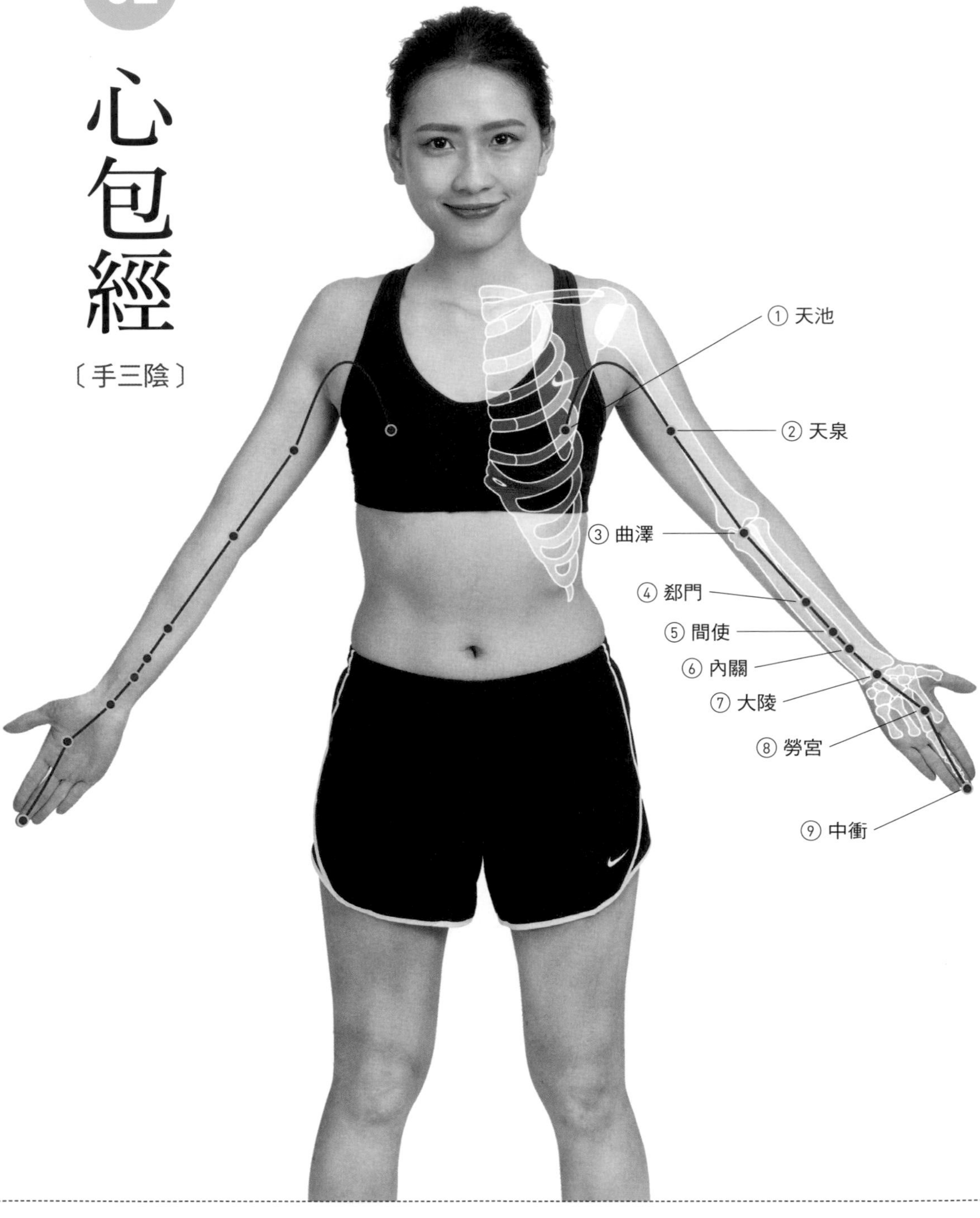
① 天池
② 天泉
③ 曲澤
④ 郄門
⑤ 間使
⑥ 內關
⑦ 大陵
⑧ 勞宮
⑨ 中衝

從胸、腋窩沿手臂內側中央線走到
中指頭，左右各有 9 個穴位。

沿線穴名

① 天池
② 天泉
③ 曲澤
④ 郄門
⑤ 間使
⑥ 內關
⑦ 大陵
⑧ 勞宮
⑨ 中衝

主要功用

理氣止痛、寧心安神、和胃降逆、
強壯心臟。

主要病徵

心律失調、心煩健忘、胸悶口乾、
神經衰弱。

# 肺經

〔手三陰〕

② 雲門
① 中府
③ 天府
④ 俠白
⑤ 尺澤
⑥ 孔最
⑦ 列缺
⑧ 經渠
⑨ 太淵
⑩ 魚際
⑪ 少商

從胸沿手臂內橈側，走到拇指外，左右各有 11 個穴位。

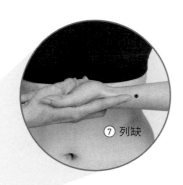

⑦ 列缺

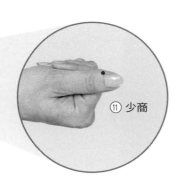

⑪ 少商

沿線穴名

① 中府
② 雲門
③ 天府
④ 俠白
⑤ 尺澤
⑥ 孔最
⑦ 列缺
⑧ 經渠
⑨ 太淵
⑩ 魚際
⑪ 少商

主要功用

支氣管保健、改善皮膚、強化心肺功能、改善鼻腔問題。

主要病徵

感冒、咳嗽、氣喘、胸悶、胸痛、咽喉炎。

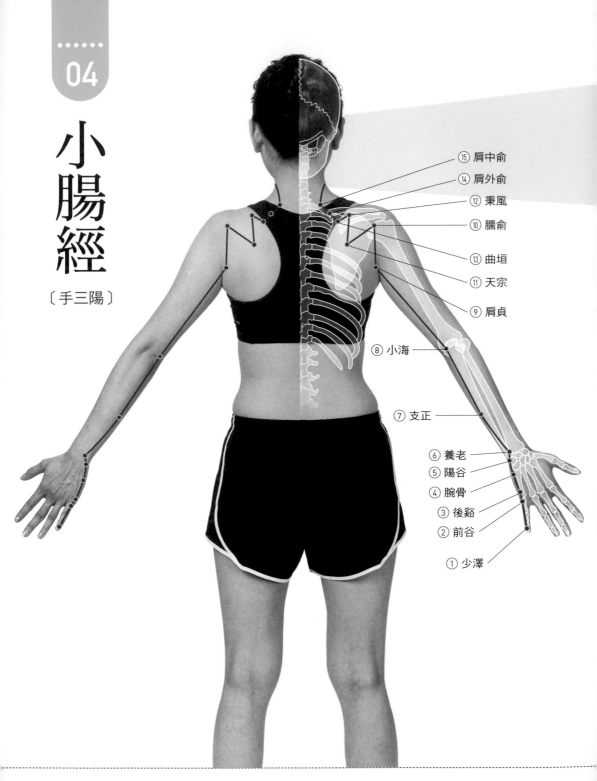

## 小腸經

〔手三陽〕

⑮ 肩中俞
⑭ 肩外俞
⑫ 秉風
⑩ 臑俞
⑬ 曲垣
⑪ 天宗
⑨ 肩貞
⑧ 小海
⑦ 支正
⑥ 養老
⑤ 陽谷
④ 腕骨
③ 後谿
② 前谷
① 少澤

04

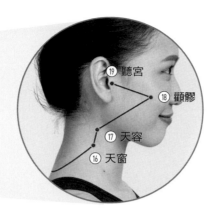

⑲ 聽宮

⑱ 顴髎

⑰ 天容

⑯ 天窗

**走向**

從小指頭外側沿手臂外側、肩胛骨到臉部耳前，左右各有
19 個穴位。

**沿線穴名**

| | | | | |
|---|---|---|---|---|
| ① 少澤 | ⑤ 陽谷 | ⑨ 肩貞 | ⑬ 曲垣 | ⑰ 天容 |
| ② 前谷 | ⑥ 養老 | ⑩ 臑俞 | ⑭ 肩外俞 | ⑱ 顴髎 |
| ③ 後谿 | ⑦ 支正 | ⑪ 天宗 | ⑮ 肩中俞 | ⑲ 聽宮 |
| ④ 腕骨 | ⑧ 小海 | ⑫ 秉風 | ⑯ 天窗 | |

**主要功用**

調理慢性腸炎、幫助營養吸收、增強免疫力、清心解鬱。

**主要病徵**

腹瀉、手腳寒涼、營養不良的虛胖、小腹悶痛。

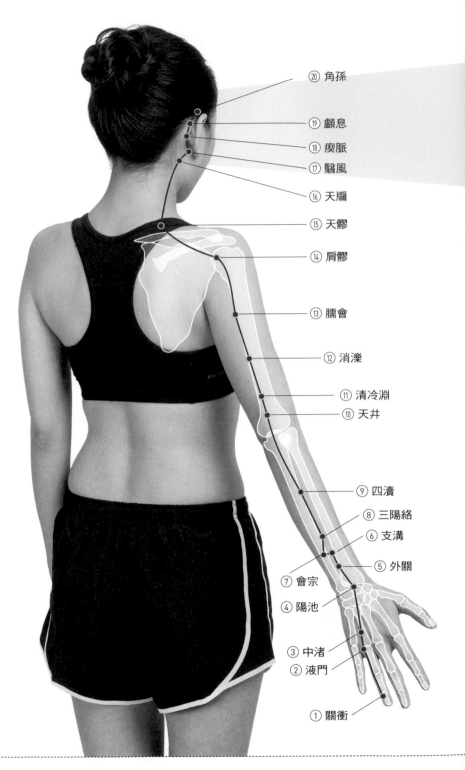

# 05

## 三焦經

〔手三陽〕

⑳ 角孫
⑲ 顱息
⑱ 瘈脈
⑰ 翳風
⑯ 天牖
⑮ 天髎
⑭ 肩髎
⑬ 臑會
⑫ 消濼
⑪ 清冷淵
⑩ 天井
⑨ 四瀆
⑧ 三陽絡
⑥ 支溝
⑤ 外關
⑦ 會宗
④ 陽池
③ 中渚
② 液門
① 關衝

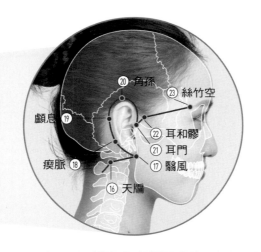

從無名指沿手臂外側，經肩、頸部、側頭部到臉的外眼角，左右各有
23 個穴位。

沿線穴名

① 關衝　　⑤ 外關　　⑨ 四瀆　　⑬ 臑會　　⑰ 翳風　　㉑ 耳門

② 液門　　⑥ 支溝　　⑩ 天井　　⑭ 肩髎　　⑱ 瘈脈　　㉒ 耳和髎

③ 中渚　　⑦ 會宗　　⑪ 清冷淵　⑮ 天髎　　⑲ 顱息　　㉓ 絲竹空

④ 陽池　　⑧ 三陽絡　⑫ 消濼　　⑯ 天牖　　⑳ 角孫

主要功用

加速淋巴代謝、調節內分泌功用、清心解熱、減輕壓力、調身養氣。

主要病徵

偏頭痛、頭暈、耳鳴、上熱下寒、手腳怕冷、倦怠易怒、肌肉關節痠
痛無力、食欲不振。

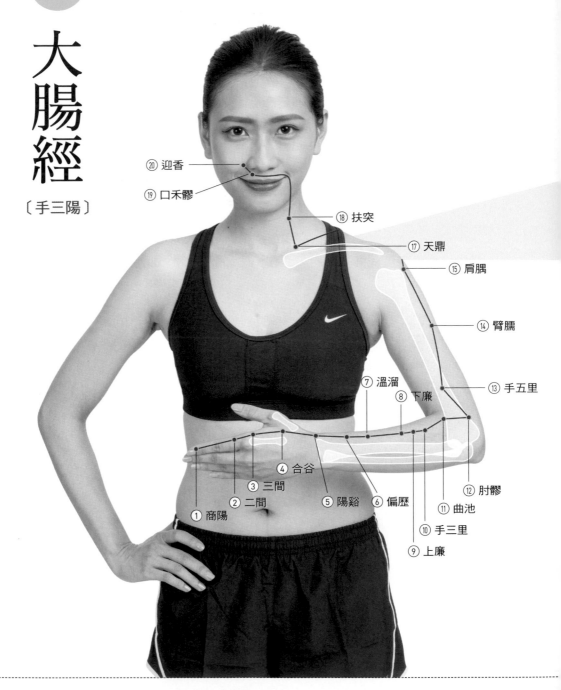

# 大腸經

〔手三陽〕

**06**

- ⑳ 迎香
- ⑲ 口禾髎
- ⑱ 扶突
- ⑰ 天鼎
- ⑮ 肩髃
- ⑭ 臂臑
- ⑬ 手五里
- ⑦ 溫溜
- ⑧ 下廉
- ④ 合谷
- ③ 三間
- ② 二間
- ① 商陽
- ⑤ 陽谿
- ⑥ 偏歷
- ⑩ 手三里
- ⑨ 上廉
- ⑪ 曲池
- ⑫ 肘髎

從食指沿手臂外側到臉、鼻子旁，
左右各 20 個穴位。

沿線穴名

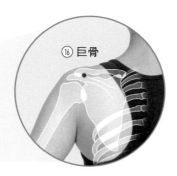

⑯ 巨骨

① 商陽　　⑪ 曲池
② 二間　　⑫ 肘髎
③ 三間　　⑬ 手五里
④ 合谷　　⑭ 臂臑
⑤ 陽谿　　⑮ 肩髃
⑥ 偏歷　　⑯ 巨骨
⑦ 溫溜　　⑰ 天鼎
⑧ 下廉　　⑱ 扶突
⑨ 上廉　　⑲ 口禾髎
⑩ 手三里　⑳ 迎香

主要功用

增強大腸蠕動、改善腹瀉便祕、預
防痔瘡發生、降火整腸、緩解下齒
腫痛。

主要病徵

腹痛、腸炎、消化不良、便祕、腹
瀉、火氣大。

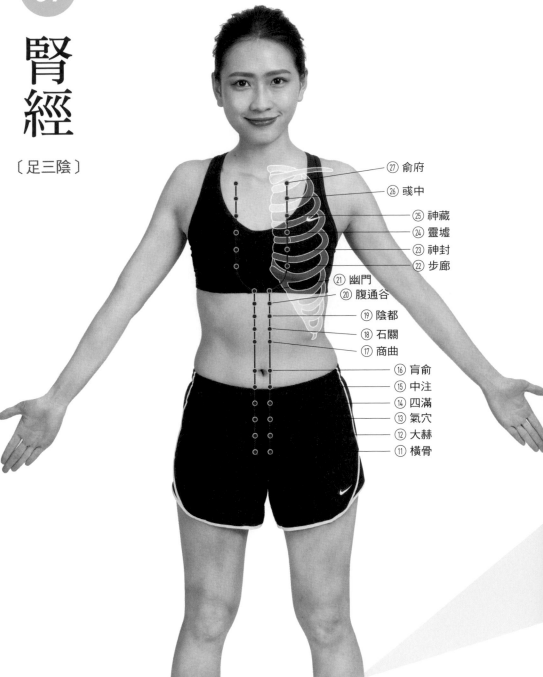

07

# 腎經

〔足三陰〕

㉗ 俞府
㉖ 彧中
㉕ 神藏
㉔ 靈墟
㉓ 神封
㉒ 步廊
㉑ 幽門
⑳ 腹通谷
⑲ 陰都
⑱ 石關
⑰ 商曲
⑯ 肓俞
⑮ 中注
⑭ 四滿
⑬ 氣穴
⑫ 大赫
⑪ 橫骨

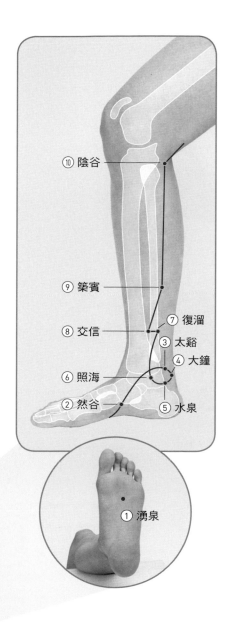

① 湧泉

走向

從腳底沿內腳踝，下肢內側，上經腹部，胸部抵達鎖骨下緣，左右各有 27 個穴位。

## 沿線穴名

| | | |
|---|---|---|
| ① 湧泉 | ⑩ 陰谷 | ⑲ 陰都 |
| ② 然谷 | ⑪ 橫骨 | ⑳ 腹通谷 |
| ③ 太谿 | ⑫ 大赫 | ㉑ 幽門 |
| ④ 大鐘 | ⑬ 氣穴 | ㉒ 步廊 |
| ⑤ 水泉 | ⑭ 四滿 | ㉓ 神封 |
| ⑥ 照海 | ⑮ 中注 | ㉔ 靈墟 |
| ⑦ 復溜 | ⑯ 肓俞 | ㉕ 神藏 |
| ⑧ 交信 | ⑰ 商曲 | ㉖ 彧中 |
| ⑨ 築賓 | ⑱ 石關 | ㉗ 俞府 |

## 主要功用

護腎平肝、強健泌尿系統、增強體內代謝、調節體內水分、調和生理不適疼痛。

## 主要病徵

月經不順、婦科疾病、泌尿生殖系統疾病、下腹痛、手腳怕冷、頻尿、尿少、腎臟病。

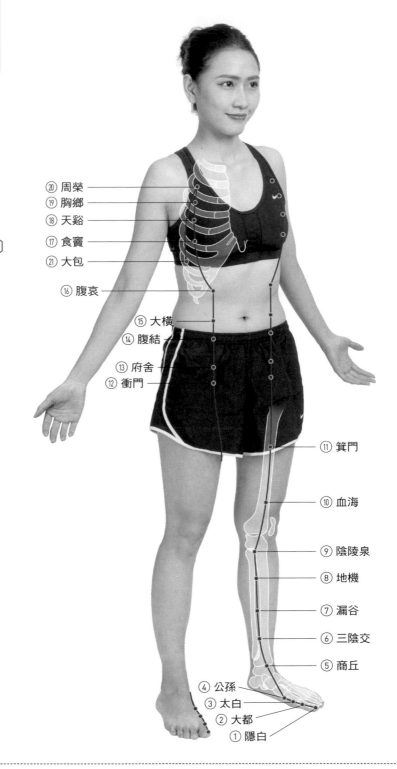

# 脾經

〔足三陰〕

**08**

⑳ 周榮
⑲ 胸鄉
⑱ 天谿
⑰ 食竇
㉑ 大包
⑯ 腹哀
⑮ 大橫
⑭ 腹結
⑬ 府舍
⑫ 衝門
⑪ 箕門
⑩ 血海
⑨ 陰陵泉
⑧ 地機
⑦ 漏谷
⑥ 三陰交
⑤ 商丘
④ 公孫
③ 太白
② 大都
① 隱白

從腳大拇指外側，沿腳內側，走下肢內側，
上經腹部，抵達胸部側面第六肋骨間，左右
各 21 個穴位。

## 沿線穴名

① 隱白　　⑧ 地機　　⑮ 大橫
② 大都　　⑨ 陰陵泉　⑯ 腹哀
③ 太白　　⑩ 血海　　⑰ 食竇
④ 公孫　　⑪ 箕門　　⑱ 天谿
⑤ 商丘　　⑫ 衝門　　⑲ 胸鄉
⑥ 三陰交　⑬ 府舍　　⑳ 周榮
⑦ 漏谷　　⑭ 腹結　　㉑ 大包

## 主要功用

消除水腫虛胖、婦科疾病、月經問題、更年
期症候群、養顏美膚。

## 主要病徵

脘腹脹氣、小腿水腫虛胖、容易嘔吐作悶、
倦怠、頭脹、頭腦不清。

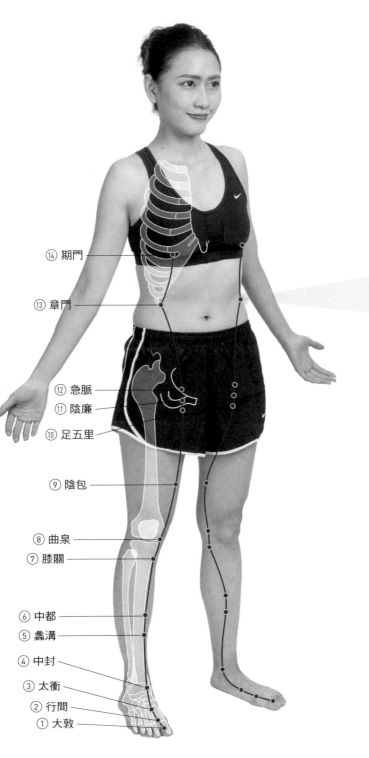

09

# 肝經

〔足三陰〕

⑭ 期門

⑬ 章門

⑫ 急脈

⑪ 陰廉

⑩ 足五里

⑨ 陰包

⑧ 曲泉

⑦ 膝關

⑥ 中都

⑤ 蠡溝

④ 中封

③ 太衝

② 行間

① 大敦

從腳大拇指內側，沿腳背內側，走下肢內側，上經腹部側面，抵達胸部第六肋骨，左右各 14 個穴位。

沿線穴名

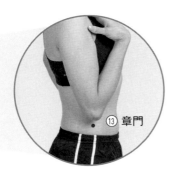

⑬ 章門

① 大敦　　⑧ 曲泉

② 行間　　⑨ 陰包

③ 太衝　　⑩ 足五里

④ 中封　　⑪ 陰廉

⑤ 蠡溝　　⑫ 急脈

⑥ 中都　　⑬ 章門

⑦ 膝關　　⑭ 期門

主要功用

清肝明目、強化肝臟、提高解毒代謝、改善 婦科疾病、消除口臭、氣色變好。

主要病徵

口乾口苦、臉色黯沉、下腹痛、眼結膜失血、皮膚萎黃、容易疲倦、四肢無力。

10

# 膀胱經

〔足三陽〕

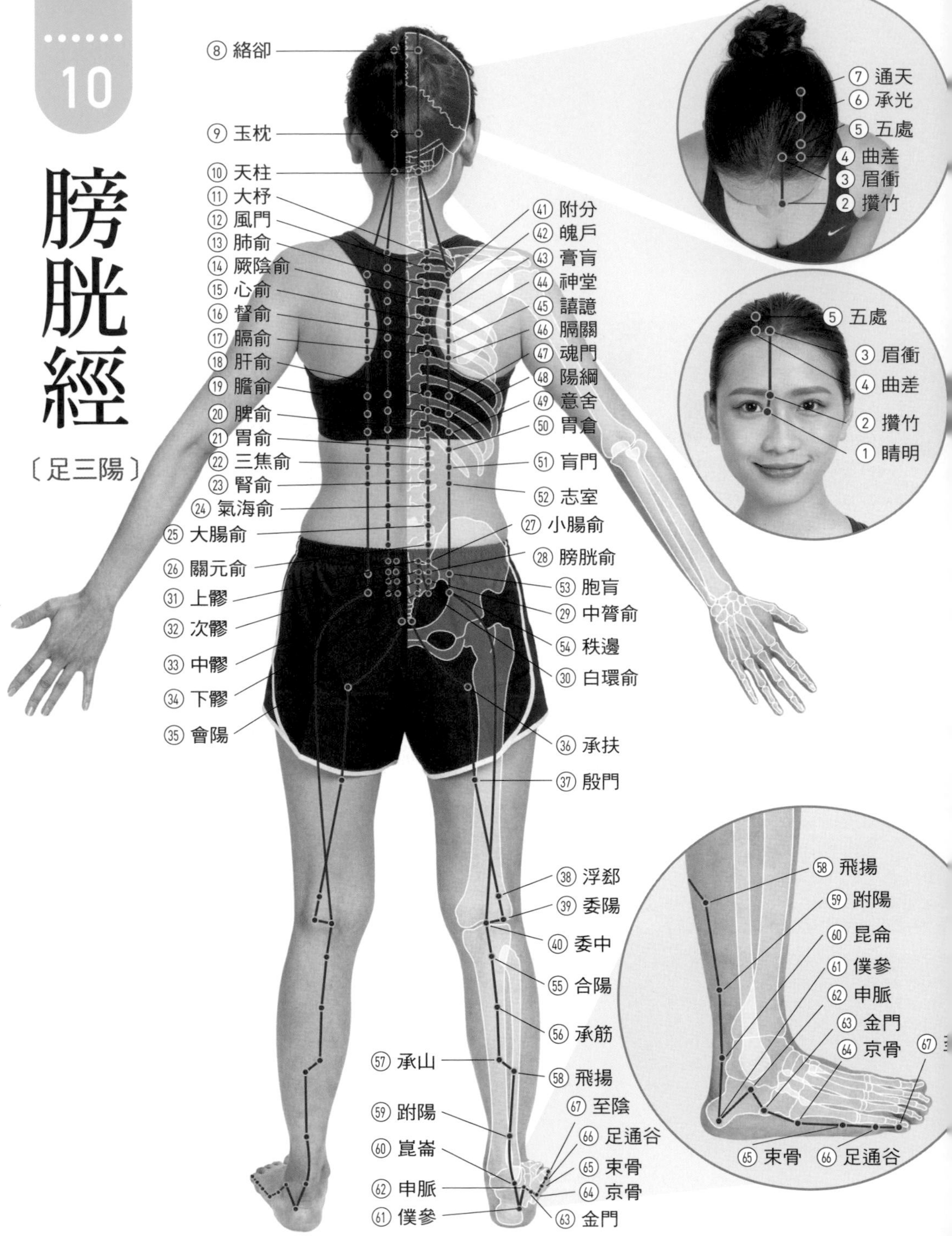
⑧ 絡卻
⑨ 玉枕
⑩ 天柱
⑪ 大杼
⑫ 風門
⑬ 肺俞
⑭ 厥陰俞
⑮ 心俞
⑯ 督俞
⑰ 膈俞
⑱ 肝俞
⑲ 膽俞
⑳ 脾俞
㉑ 胃俞
㉒ 三焦俞
㉓ 腎俞
㉔ 氣海俞
㉕ 大腸俞
㉖ 關元俞
㉛ 上髎
㉜ 次髎
㉝ 中髎
㉞ 下髎
㉟ 會陽
㊶ 附分
㊷ 魄戶
㊸ 膏肓
㊹ 神堂
㊺ 譩譆
㊻ 膈關
㊼ 魂門
㊽ 陽綱
㊾ 意舍
㊿ 胃倉
(51) 肓門
(52) 志室
㉗ 小腸俞
㉘ 膀胱俞
(53) 胞肓
㉙ 中膂俞
(54) 秩邊
㉚ 白環俞
㊱ 承扶
㊲ 殷門
㊳ 浮郄
㊴ 委陽
㊵ 委中
(55) 合陽
(56) 承筋
(57) 承山
(58) 飛揚
(59) 跗陽
(60) 崑崙
(62) 申脈
(61) 僕參
(67) 至陰
(66) 足通谷
(65) 束骨
(64) 京骨
(63) 金門
⑦ 通天
⑥ 承光
⑤ 五處
④ 曲差
③ 眉衝
② 攢竹
⑤ 五處
③ 眉衝
④ 曲差
② 攢竹
① 睛明
(58) 飛揚
(59) 跗陽
(60) 昆侖
(61) 僕參
(62) 申脈
(63) 金門
(64) 京骨
(67)
(65) 束骨
(66) 足通谷

## 走向

從頭部內眼角、額頭、頭頂、頭後、頭枕部、下經軀幹後面（脊椎兩側）、下肢後側，經外腳踝抵達腳背小拇指外側，左右各 67 個穴位。

## 沿線穴名

| | | | | |
|---|---|---|---|---|
| ① 睛明 | ⑭ 厥陰俞 | ㉗ 小腸俞 | ㊵ 委中 | (54) 秩邊 |
| ② 攢竹 | ⑮ 心俞 | ㉘ 膀胱俞 | ㊶ 附分 | (55) 合陽 |
| ③ 眉衝 | ⑯ 督俞 | ㉙ 中膂俞 | ㊷ 魄戶 | (56) 承筋 |
| ④ 曲差 | ⑰ 膈俞 | ㉚ 白環俞 | ㊸ 膏肓 | (57) 承山 |
| ⑤ 五處 | ⑱ 肝俞 | ㉛ 上髎 | ㊹ 神堂 | (58) 飛揚 |
| ⑥ 承光 | ⑲ 膽俞 | ㉜ 次髎 | ㊺ 譩譆 | (59) 跗陽 |
| ⑦ 通天 | ⑳ 脾俞 | ㉝ 中髎 | ㊻ 膈關 | (60) 崑崙 |
| ⑧ 絡卻 | ㉑ 胃俞 | ㉞ 下髎 | ㊼ 魂門 | (61) 僕參 |
| ⑨ 玉枕 | ㉒ 三焦俞 | ㉟ 會陽 | ㊽ 陽綱 | (62) 申脈 |
| ⑩ 天柱 | ㉓ 腎俞 | ㊱ 承扶 | ㊾ 意舍 | (63) 金門 |
| ⑪ 大杼 | ㉔ 氣海俞 | ㊲ 殷門 | ㊿ 胃倉 | (64) 京骨 |
| ⑫ 風門 | ㉕ 大腸俞 | ㊳ 浮郄 | (51) 肓門 | (65) 束骨 |
| ⑬ 肺俞 | ㉖ 關元俞 | ㊴ 委陽 | (52) 志室 | (66) 足通谷 |
| | | | (53) 胞肓 | (67) 至陰 |

## 主要功用

改善腰痠背痛、加強膀胱功能、代謝毒素、清熱去濕、舒緩便祕痔瘡。

## 主要病徵

肩背腰肌肉脹痛、靜脈曲張、尿頻尿多尿黃、漏尿小便不利。

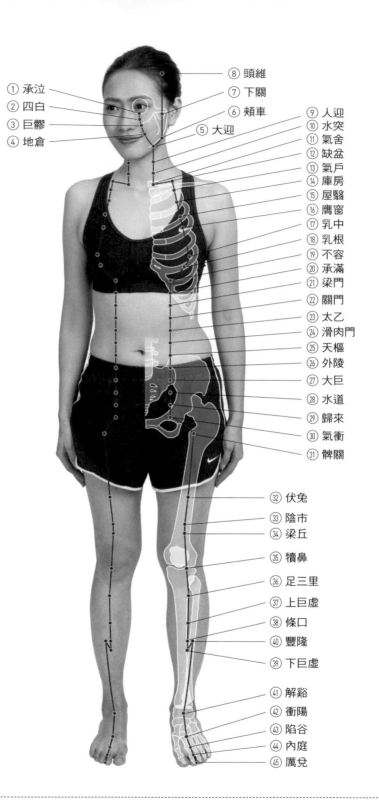

11

# 胃經

〔足三陽〕

① 承泣
② 四白
③ 巨髎
④ 地倉

⑤ 大迎

⑥ 頰車
⑦ 下關
⑧ 頭維

⑨ 人迎
⑩ 水突
⑪ 氣舍
⑫ 缺盆
⑬ 氣戶
⑭ 庫房
⑮ 屋翳
⑯ 膺窗
⑰ 乳中
⑱ 乳根
⑲ 不容
⑳ 承滿
㉑ 梁門
㉒ 關門
㉓ 太乙
㉔ 滑肉門
㉕ 天樞
㉖ 外陵
㉗ 大巨
㉘ 水道
㉙ 歸來
㉚ 氣衝
㉛ 髀關

㉜ 伏兔
㉝ 陰市
㉞ 梁丘
㉟ 犢鼻
㊱ 足三里
㊲ 上巨虛
㊳ 條口
㊵ 豐隆
㊴ 下巨虛

㊶ 解谿
㊷ 衝陽
㊸ 陷谷
㊹ 內庭
㊺ 厲兌

從頭部正面眼睛下方，經過臉，下至胸部、腹部、
下肢正面偏外側，抵達腳背第二指外側，左右各 45
個穴位。

沿線穴名

| | | | |
|---|---|---|---|
| ① 承泣 | ⑫ 缺盆 | ㉓ 太乙 | ㉞ 梁丘 |
| ② 四白 | ⑬ 氣戶 | ㉔ 滑肉門 | ㉟ 犢鼻 |
| ③ 巨髎 | ⑭ 庫房 | ㉕ 天樞 | ㊱ 足三里 |
| ④ 地倉 | ⑮ 屋翳 | ㉖ 外陵 | ㊲ 上巨虛 |
| ⑤ 大迎 | ⑯ 膺窗 | ㉗ 大巨 | ㊳ 條口 |
| ⑥ 頰車 | ⑰ 乳中 | ㉘ 水道 | ㊴ 下巨虛 |
| ⑦ 下關 | ⑱ 乳根 | ㉙ 歸來 | ㊵ 豐隆 |
| ⑧ 頭維 | ⑲ 不容 | ㉚ 氣衝 | ㊶ 解谿 |
| ⑨ 人迎 | ⑳ 承滿 | ㉛ 髀關 | ㊷ 衝陽 |
| ⑩ 水突 | ㉑ 梁門 | ㉜ 伏兔 | ㊸ 陷谷 |
| ⑪ 氣舍 | ㉒ 關門 | ㉝ 陰市 | ㊹ 內庭 |
| | | | ㊺ 厲兌 |

主要功用

紓緩胃脹氣、降低胃食道逆流、調整胃口不好、改
善打嗝、強胃健脾。

主要病徵

胃痛、胃脹氣、消化不良、唇乾舌燥。

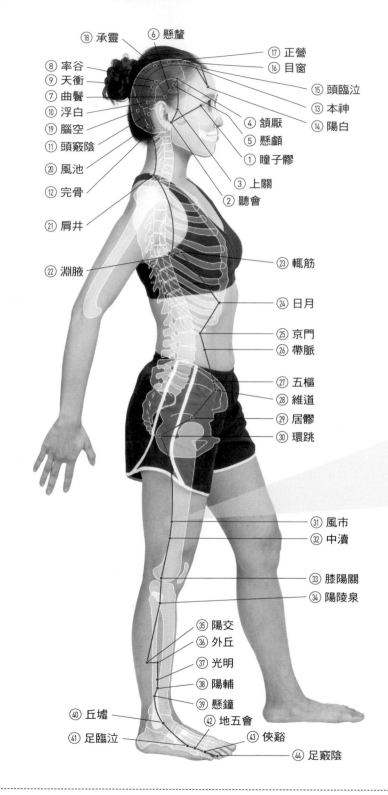

## 12

# 膽經

〔足三陽〕

⑱ 承靈
⑥ 懸釐
⑰ 正營
⑯ 目窗
⑧ 率谷
⑨ 天衝
⑦ 曲鬢
⑩ 浮白
⑮ 頭臨泣
⑬ 本神
⑲ 腦空
⑪ 頭竅陰
④ 頷厭
⑭ 陽白
⑤ 懸顱
⑳ 風池
① 瞳子髎
⑫ 完骨
③ 上關
㉑ 肩井
② 聽會
㉒ 淵腋
㉓ 輒筋
㉔ 日月
㉕ 京門
㉖ 帶脈
㉗ 五樞
㉘ 維道
㉙ 居髎
㉚ 環跳
㉛ 風市
㉜ 中瀆
㉝ 膝陽關
㉞ 陽陵泉
㉟ 陽交
㊱ 外丘
㊲ 光明
㊳ 陽輔
㊴ 懸鐘
㊵ 丘墟
㊷ 地五會
㊶ 足臨泣
㊸ 俠谿
㊹ 足竅陰

從頭部外眼角，側頭部，下經軀幹側面，沿著下肢外側，經外腳踝，腳背直到第四腳趾外側，左右各 44 個穴位。

沿線穴名

| | | | |
|---|---|---|---|
| ① 瞳子髎 | ⑫ 完骨 | ㉓ 輒筋 | ㉞ 陽陵泉 |
| ② 聽會 | ⑬ 本神 | ㉔ 日月 | ㉟ 陽交 |
| ③ 上關 | ⑭ 陽白 | ㉕ 京門 | ㊱ 外丘 |
| ④ 頷厭 | ⑮ 頭臨泣 | ㉖ 帶脈 | ㊲ 光明 |
| ⑤ 懸顱 | ⑯ 目窗 | ㉗ 五樞 | ㊳ 陽輔 |
| ⑥ 懸釐 | ⑰ 正營 | ㉘ 維道 | ㊴ 懸鐘 |
| ⑦ 曲鬢 | ⑱ 承靈 | ㉙ 居髎 | ㊵ 丘墟 |
| ⑧ 率谷 | ⑲ 腦空 | ㉚ 環跳 | ㊶ 足臨泣 |
| ⑨ 天衝 | ⑳ 風池 | ㉛ 風市 | ㊷ 地五會 |
| ⑩ 浮白 | ㉑ 肩井 | ㉜ 中瀆 | ㊸ 俠谿 |
| ⑪ 頭竅陰 | ㉒ 淵腋 | ㉝ 膝陽關 | ㊹ 足竅陰 |

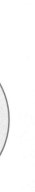

㉛ 風市

主要功用

預防膽結石、手腳不冰冷、排毒清宿便、減肥瘦小腹大腿、改善偏頭痛。

主要病徵

口乾口苦、容易偏頭痛、腹痛、腰肋痛。

## 人體的核心：任督二脈

任督二脈與 12 條正經就像水庫與江河。12 條正經就像運行氣血的江河，當江河堵塞氾濫時，多餘的河水可以先儲存在水庫，以減少江河氾濫成災，阻礙血氣循環。

當 12 條正經上的江河水不足（氣血不夠、氣虛）時，儲存在水庫的水就可以補充江河，保持氣血正常流通。因此，兩者相互協調，相互配合，便可維持人體經絡系統的平衡。

任脈循行於胸腹前中央縱線，共有 24 個穴位。「腹為陰」手三陰透過足三陰在小腹與任脈交會，故又稱「陰脈之海」。

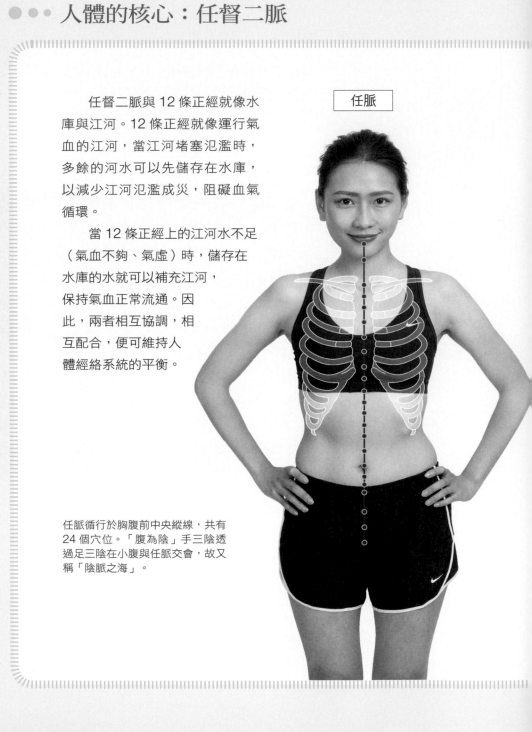

任脈

督脈

督脈循行於背脊椎線，
上行至頭頂循前額正中
線到鼻嘴 28 個穴位。
「背為陽」並與諸多陽
經交會，故又稱「陽脈
之海」。

# 第 2 章

## 哪裡痛，就敲對位部位

〔 日常疼痛篇 〕

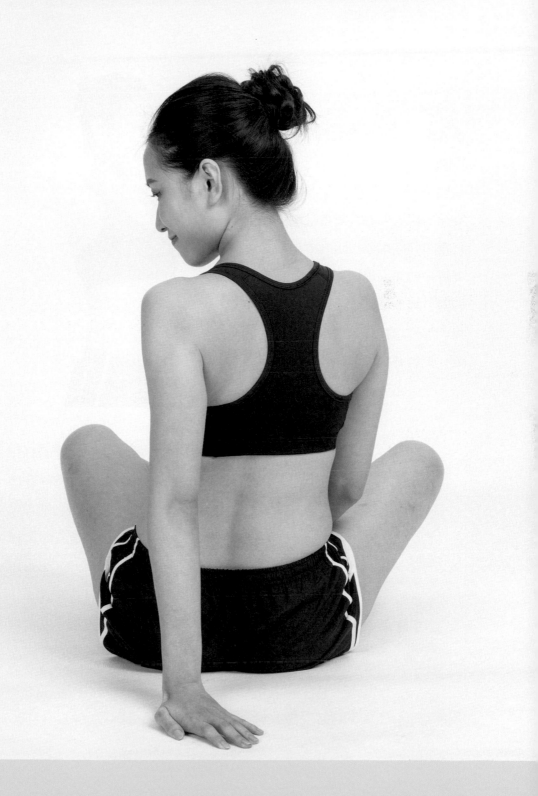

人人都怕病、怕痛，所以很多人千方百計到處找名醫，求特效藥。其實身體會出狀況，是因為經絡不通，影響了氣血循環。為此，只要照著「對位敲療」的原理，就能疏通受阻的經絡，立刻解除疼痛。根據第 1 章所介紹的對位敲療法，無論四肢或軀幹我們都可以找到相對應的敲打位置，疏通經絡，消除痠痛。

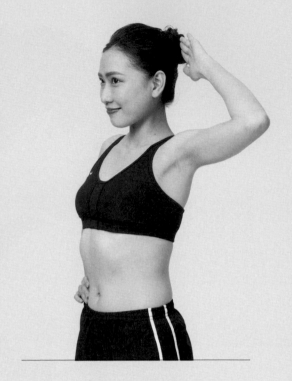

本章會介紹我們在實際敲打和臉書社團上，民眾最常見的疼痛部位，讓大家可以按圖索驥，練習敲打。另外，本章也可以當作習題練習，即便你沒有該處疼痛，也可以試著理解敲療的原則是否讀通了，如此一來，日後無論身體哪個部位疼痛，都可以透過對位敲療的原則，自救解痠痛。

### 常見疼痛的對位部位

| | | |
|---|---|---|
| 手指 | → | 腳趾 |
| 手背 | → | 腳背 |
| 手心 | → | 腳底 |
| 手腕 | → | 腳踝 |
| 下手臂 | → | 小腿 |
| 手肘 | → | 膝關節 |
| 上手臂 | → | 大腿 |
| 肩膀 | → | 臀部或鼠蹊 |
| 背部 | → | 胸部 |

# 圖解！常見的疼痛對位敲療

## 手指 ▶▶▶ 腳趾

症狀 **手指痛**

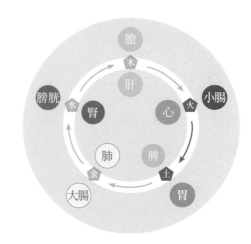

〔上下對位〕

手指外側（小腸經）痛，要敲同
側的腳趾外側（胃經）。

〔敲打位置〕

左手的小拇指外側痛，就敲左腳的第二腳趾胃經的路經。若是經絡以
外的地方疼痛，則敲同側同比例的位置即可。

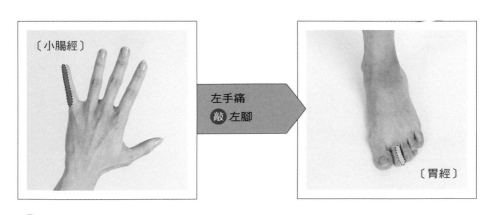

〔小腸經〕　　左手痛　敲 左腳　　〔胃經〕

**Q1** 隨堂小考 ▶▶▶ 如果左腳踝內側痛，要敲打哪個位置呢？（答案見 P.93 下方）

# 手背 >>> 腳背

## 症狀 手背痛

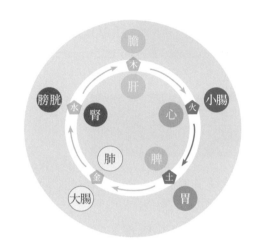

〔上下對位〕

手背（小腸經）痛，要敲同側的
腳背（胃經）。

〔敲打位置〕

左手背外側痛，就敲左腳背胃經的路經。若是胃經路徑以外的地方
痛，則敲同側同比例的位置即可。

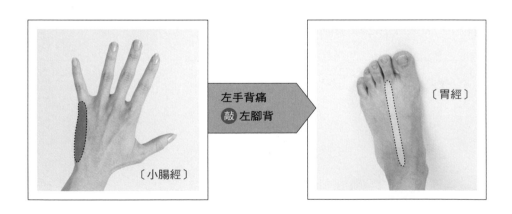

〔小腸經〕　　左手背痛 敲 左腳背　　〔胃經〕

**Q2** 隨堂小考 ▶▶▶ 如果左腳踝外側痠，要敲哪個位置解痠呢？（答案見 P.93 下方）

# 手心 >>> 腳底

## 症狀 手心痛

〔上下對位〕

敲同側（右手即敲右腳）的腳底。手心大約是心包經走過的位置，心包經屬火。而腳底大約是腎經走過的位置，兩者可互解乃是依據五行相剋的原理（編按：五行相剋的原理較為複雜，因此本書暫不詳述，請讀者先記得敲同側的手心或腳底即可）。

〔敲打位置〕

以手心的痛點，找到腳背同比例的位置進行敲打，左手心即敲左腳底；反之，右手心則敲右腳底。

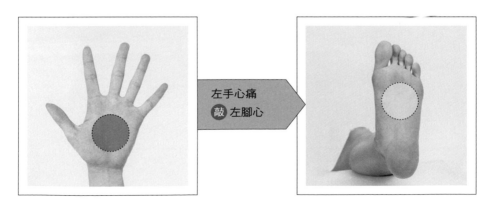

左手心痛
敲 左腳心

Q3 隨堂小考 ▶▶▶ 如果是右腳腳心痛，要敲哪個位置解痛呢？（答案見 P.93 下方）

# 手腕 >>> 腳踝

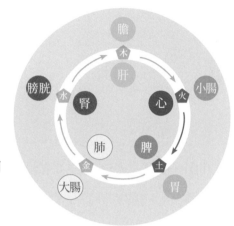

## 症狀 手腕痛

〔上下對位〕

手腕內側痛（心經），敲同側的腳
踝內側（脾經）。

〔敲打位置〕

右手腕內側痛，就敲右腳踝脾經的路經。若是脾經路徑以外的地方
痛，則敲同側同比例的位置即可。

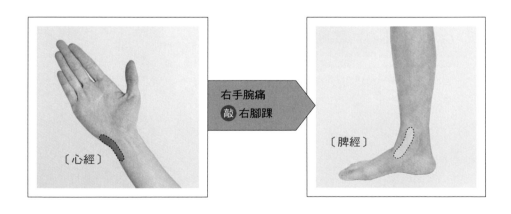

〔心經〕 右手腕痛 敲 右腳踝 〔脾經〕

Q4 隨堂小考 ►►► 請問通過手腕外側的經絡是？（答案見 P.93 下方）

# 下手臂 >>> 小腿

症狀 ## 下手臂痛

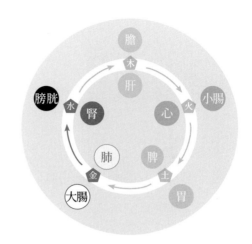

〔上下對位〕

下手臂外側痛（大腸經），敲同
側的小腿肚（膀胱經）。

〔敲打位置〕

右手下手臂外側痛，就敲右腳小腿膀胱經的路徑。若是膀胱經路徑以
外的地方痛，則敲同側同比例的位置即可。

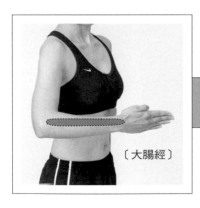

〔大腸經〕

右手臂外側痛
敲 右腳小腿

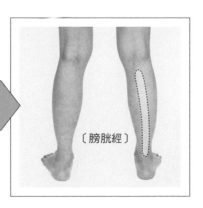

〔膀胱經〕

**Q5** 隨堂小考 ▶▶▶ 如果是右腳小腿內側痛，要敲哪個位置解痛呢？（答案見 P.93 下方）

# 手肘 >>> 膝關節

**症狀** **手肘痛**

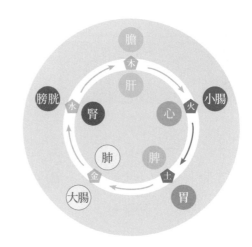

〔上下對位〕

手肘外側痛（小腸經）敲同側的
膝關節（胃經）。

〔敲打位置〕

右手手肘外側痛，就敲右腳膝蓋胃經的路徑。若是胃經路徑以外的地
方痛，則敲同側同比例的位置即可。

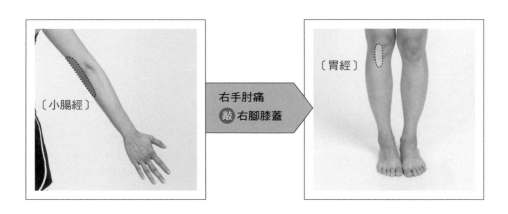

〔小腸經〕　　右手肘痛 敲 右腳膝蓋　　〔胃經〕

**Q6** 隨堂小考 ▶▶▶ **請問右手肘內側痠時，要敲哪裡解痠？**（答案見 P.93 下方）

# 上手臂 >>> 大腿

## 症狀 上手臂痛

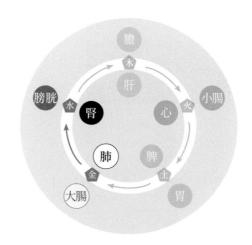

〔上下對位〕

上手臂內側痛（肺經）敲同側的
大腿前內側（腎經）。

〔敲打位置〕

右手上手臂內側痛，就敲右大腿內側腎經的路徑。若是腎經路徑以外
的地方痛，則敲同側同比例的位置即可。

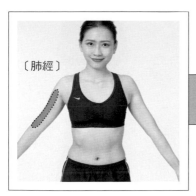

〔肺經〕

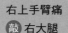

右上手臂痛
敲 右大腿

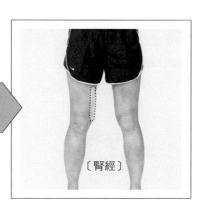

〔腎經〕

**Q7** 隨堂小考 ▶▶▶ **請問右手上手臂外側痛，要敲哪裡解痛？**（答案見 P.93 下方）

# 肩膀 >>> 臀部或鼠蹊

## 症狀 肩膀痛

〔上下對位〕

敲同側的屁股和鼠蹊。

〔敲打位置〕

後側肩膀（大腸經）痛敲臀部（膀胱經）；前側肩膀（肺經）痛敲鼠蹊（腎經）。

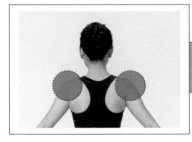

肩膀後側痛
敲 臀部

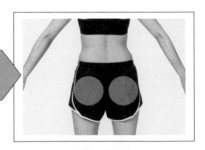

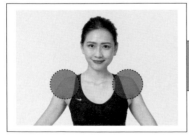

肩膀前側痛
敲 鼠蹊

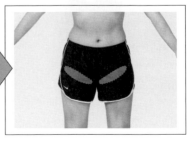

**Q8** 隨堂小考 ▶▶▶ 肩膀痛除了上下對位，還可以用什麼方式解痛呢？（答案見 P.93 下方）

# 背部 >>> 胸部

## 症狀 背部痛

〔前後對位〕

敲同側（右背即敲右胸）的胸部（前後對位是補足當以上下對位敲打

後，疼痛不適仍沒有改善的狀況下進行）。

〔敲打位置〕

以背部的痛點，找到胸部同比例的位置進行敲打。

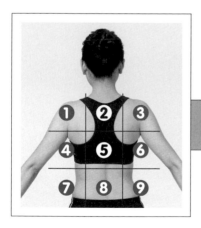

背部痛
敲 胸部

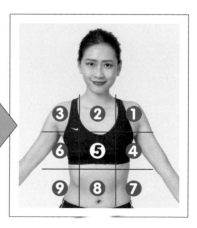

A1 敲右手腕內側解痛。 　　　A5 敲左手下手臂內側解痛。

A2 敲左手腕外側解痠。 　　　A6 敲左膝蓋內側解痠。

A3 敲左手心解痛。 　　　　　A7 敲右大腿外側解痛。

A4 小腸經、三焦經和大腸經。 A8 敲前胸鎖骨解痛，或敲左右上手臂內側（肺經路徑）解痛。

# 第 3 章
## 沿點・線敲打，精準保健

〔 對症改善篇 〕

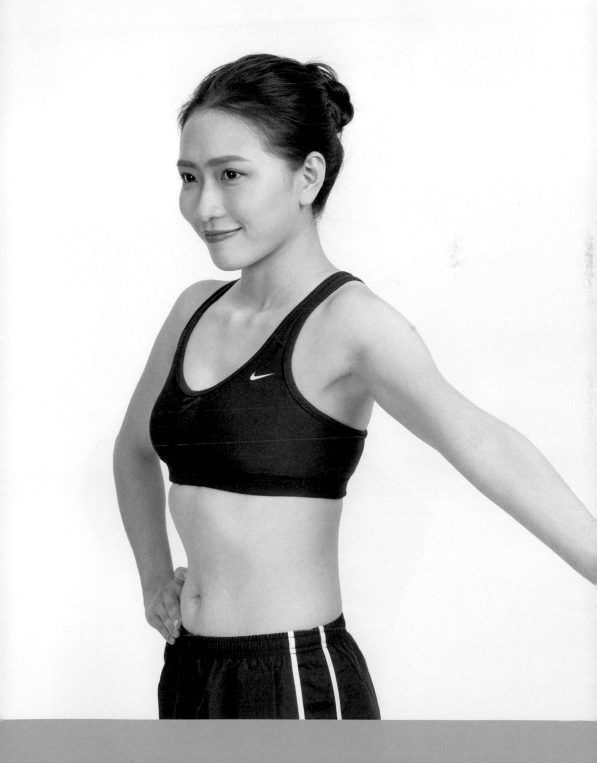

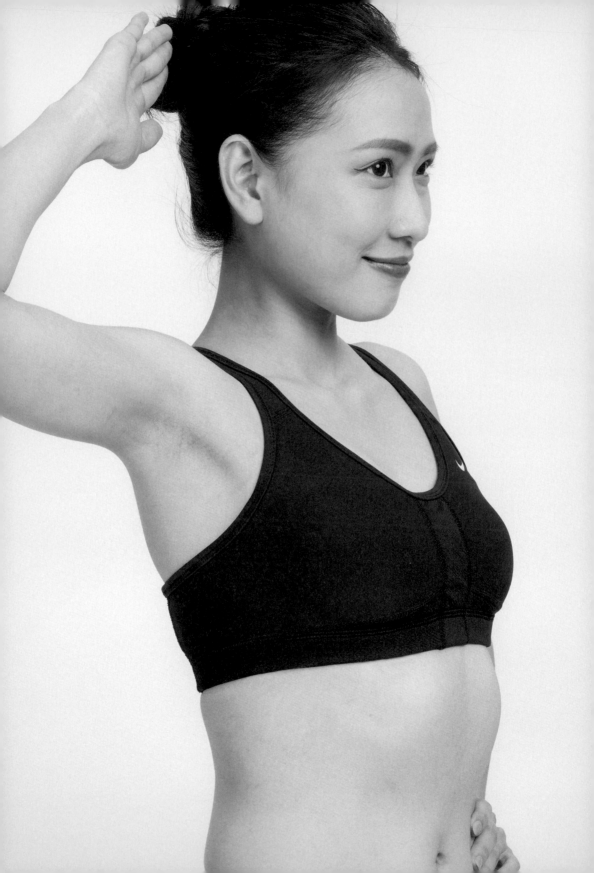

# 「對位」搭配「穴位」，敲打功效事半功倍

在第一章和第二章中，我們介紹的「對位敲療」主要是運用經絡陰陽五行的概念，用以消除四肢和軀幹的部分疼痛。由於現代人的生活模式與習慣，大部分的痠痛不適，都是因為肌肉緊繃僵硬，導致氣血不順所致；氣血不順，是因為經絡的中間站「穴道」卡死，但是全身上下的穴位有好幾百個，要讓忙碌的現代人背誦穴道位置，實屬難事。因此本書主張的「對位敲療」，即是幫助大家減去背誦穴位之苦，卻仍能以經絡、陰陽平衡、五行相生的老祖宗智慧，透過敲打的方式，獲得緩解。

話雖如此，人體的結構複雜，身體的不適症狀千奇百種，雖然對位敲療可以解決 70％以上的不適痠痛，但有時病徵可能不只侷限在四肢或軀幹，有可能是更深層的位置，或是一些特殊的症狀，這時，就仍必須以穴位敲打為主。因此本章將簡單介紹一下重點穴位，教導各位如何透過敲療的方式，改善各種對症病痛。

## 01 | 頭痛

工作一段時間後，容易會有頭昏腦脹、注意力不集中、精神不振的情形；此時若大腦的這種疲勞狀態沒有即時排解，就會妨礙腦細胞對氧氣和營養物質的吸收，久而久之，就會發生緊張型的頭痛，影響工作表現。

**方法**

敲重點穴位，依序從側頭部、頭頂、後頭部的位置，輕輕敲打，敲打的過程中尋找痛點，特別痛的地方，可以重點加強，敲久一點。

**時間**

每個穴位敲 3 ～ 5 分鐘。

**Point**

頭部的氣血瘀塞經常發生在頭部兩側穴位：太陽穴、角孫穴和率谷穴。角孫穴和率谷穴對減緩上班族因壓力造成的頭痛特別有效。而經常刺激太陽穴除了可以緩解頭痛之外，還可以維持人體的「精」、「氣」、「神」，使我們青春常在，返老還童，是人體重要的養生長壽穴。

☑️ **敲風池、太陽、角孫、率谷、百會、印堂**

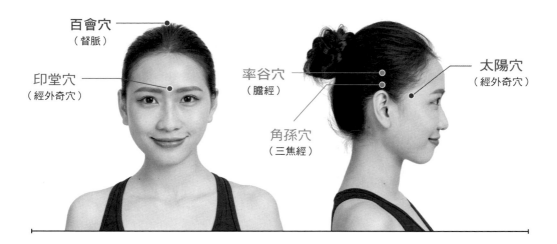

百會穴 ——
（督脈）

印堂穴 ——
（經外奇穴）

率谷穴 ——
（膽經）

角孫穴 ——
（三焦經）

太陽穴 ——
（經外奇穴）

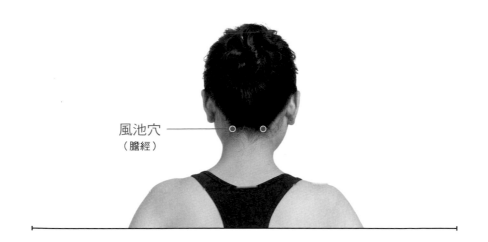

風池穴 ——
（膽經）

# 02 偏頭痛

上班族工作壓力大，頭部的問題，以壓力型的偏頭痛居多。大部分造成偏頭痛的瘀塞穴位為太陽穴和率谷穴。根據不同的偏頭痛部位，其解點穴位各不同。

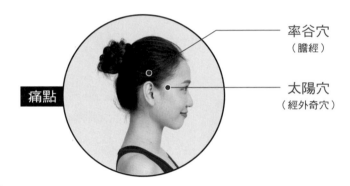

率谷穴
（膽經）

太陽穴
（經外奇穴）

痛點

**方法**

率谷穴痛：經絡走向的特殊解痛點是肩髃穴（大腸經）。用中支敲敲樂或鐵尺，沿肩關節、肩髃穴附近，尋找痛點並重點加強。

太陽穴痛：經絡走向的特殊解痛點是環跳穴（膽經）；用大支敲敲樂或大瓷盤，將大腿彎曲踩在椅子上，才能敲到深層的環跳穴；敲打時會有明顯痠痛感，即是敲到正確位置。

**時間**

每個穴位敲 3 ～ 5 分鐘。

**敲肩髃、環跳**

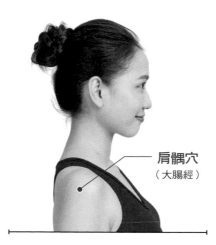

肩髃穴
（大腸經）

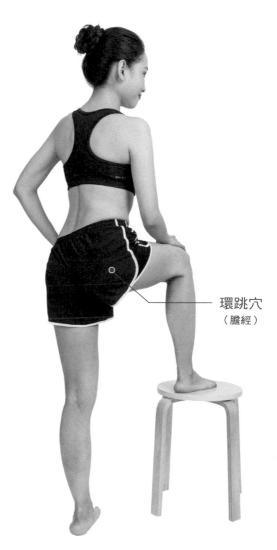

環跳穴
（膽經）

**Point**

肩髃穴除了是解偏頭痛的特殊
穴位之外，其還有調和氣血、
活絡關節的功效，對於肩臂疼
痛、手臂無力，皆有很好的療
效。建議經常敲打此處，對於
身體的整體保健效果而言，相
當有益。

# 03 | 頭暈

突發的天旋地轉或昏沉，雖然不致命，但無法控制自己身體的感覺卻給人更驚恐的不安全感。頭暈的輕重因人而異，有些人只是「昏昏的」、「浮浮的」或是「頭重腳輕」。而比較嚴重的暈眩指的是感覺周遭環境或身體在旋轉，走路都走不穩，甚至伴隨噁心嘔吐的現象。

**方法**

頭暈者大部分皆體質虛弱、腎氣不足。其肇因，是腳掌內側的然谷穴（腎經）經常瘀塞，造成腎氣上不去，故經常刺激然谷穴，使腎氣上行暢通，自然能改善頭暈現象。

**時間**

可以把小腿像翹二郎腿方式，翹起來，用小一點的工具（例如鐵尺或小瓷盤），輕輕敲打腳掌內側的然谷穴。此處若瘀塞嚴重，輕敲就會非常痛，所以建議剛開始輕輕敲打即可。左右腳各輕敲 3 ～ 5 分鐘。

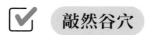 敲然谷穴

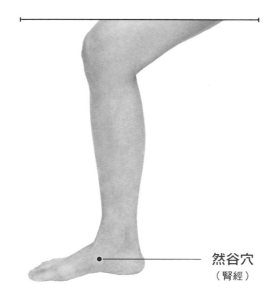

然谷穴
（腎經）

**Point**

然谷穴由於與腎氣是否流通有關，因此，腎氣不足者除了會經常頭暈之外，也容易出現：心煩意燥、口乾舌燥、睡不好等問題。除此之外，然谷穴亦是增強脾胃功能和促進胃裡食物消化的要穴之一。

# 04 | 肩頸痠痛

長時間維持同一個姿勢,或是姿勢不正確,就會造成肩膀和頸部肌肉呈現緊張狀態。肌肉一緊張,肌肉內部的壓力就會升高,壓迫血管,造成血液循環不良,使血管內的老舊廢物無法順利排除,進而引起疼痛。

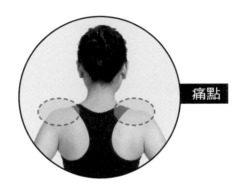

痛點

**方法**

敲打前面對應的鎖骨,此解痛方式是應用前後對位法;另外,敲打肺經上的重點穴位或腋窩邊緣亦可解。現代人生活步調快、工作壓力大,常不經意的習慣性聳肩,造成整個斜方肌緊繃、肩胛骨外側和骨縫處瘀塞。此外,一般人平常的作息活動,顯少有手臂舉直抬高的動作,使得腋下L肌肉處常年沒有伸展活動,血氣嚴重瘀塞,進而導致肩頸痠痛等問題,因此經常紓緩此處也非常重要。

**時間**

每個解痛部位敲3～5分鐘。

## ☑ 敲鎖骨、腋下、肺經7-9處

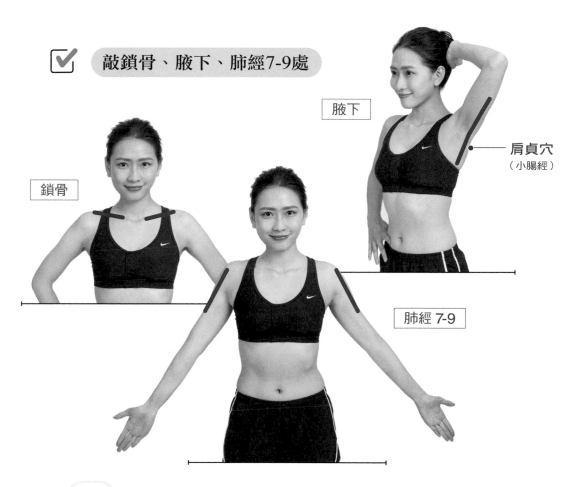

腋下

肩貞穴
（小腸經）

鎖骨

肺經 7-9

**Point**

若使用前後對位法敲打，仍無法根除肩頸痠痛時，請集中敲打位在小腸經的肩貞穴。肩貞穴位在肩膀斜方肌位置，氣血常瘀於此處；將瘀塞處敲通，便可紓緩肩膀斜方肌緊繃造成的不適。除了以上 2 個解方之外，在肺經 7-9 處，有一條經脈流注對側肩膀上緣；所以肺經 7-9 處氣血瘀塞時，也會造成對側肩膀上緣氣血不足、肌肉僵硬。因此，將此處敲開，讓氣血順暢地流注到肩膀，亦可改善肩頸痠痛。

## 05 | 五十肩

一般而言，肩膀到上臂出現疼痛的症狀，就是五十肩。這是因為長年使用手臂，或長期重複同一個動作，導致肩關節周圍的肌腱老化或疲勞而失去彈性；此時，只要不當的出力就會出現小裂痕，進而造成發炎、疼痛。根據不同活動狀態的疼痛方式，解痛方式各不同。

方法

❶ 手無向上舉直：氣血瘀塞在肩關節處，轉動會有疼痛感。可用上下對位法解痛。

　　‧肩內側痛（手三陰路徑）：解痛點是大腿內側鼠蹊部（足三陰路徑）。

　　‧肩外側痛（手三陽路徑）：解痛點是大腿外側臀部處（足三陽路徑）。

❷ 手無法向後彎：手臂往後彎的動作，主要是轉動肩內側及上手臂內側（心經）及外側（小腸經），所以可用「上手臂」對位「大腿」的方式解痛。

　　‧心經（上手臂內側痛）生脾經（大腿正面偏內側解痛）。

　　‧小腸經（上手臂外側痛）生胃經（大腿正面中央偏外側解痛）。

時間

根據不同的疼痛位置，依序敲打各部位 3 ～ 5 分鐘。

## ✅ 敲鼠蹊、臀部、大腿正面

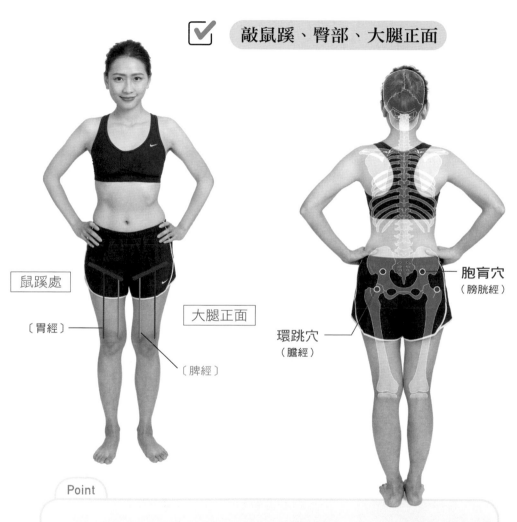

鼠蹊處

〔胃經〕

大腿正面

〔脾經〕

胞肓穴
（膀胱經）

環跳穴
（膽經）

**Point**

注意，敲臀部時要將被敲的同側大腿彎曲，站在椅子上，如此，才能敲通深層氣血瘀塞。而敲鼠蹊部，可以正躺在床上，大腿彎曲向外擺，露出內側鼠蹊部，這樣敲起來最順，且效果更深層。至於在敲大腿前側時，可以坐在椅子上，讓大腿彎曲一點再敲，效果最好。

# 06 | 背痛（膏肓痛）

隨著電腦、智慧型手機的使用普及，不管學生、上班族、老年人，都習慣性低頭滑手機、打電腦、看書工作等。長時間低頭凸背，姿勢不正確，導致背痛產生。此外，這個部位又缺乏強力的肌腱支撐固定，因此肌肉攣縮、血氣嚴重瘀塞的情形經常發生。以上 2 個原因，都是背痛難以消除的原因。

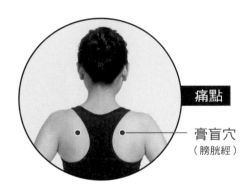

痛點

膏肓穴
（膀胱經）

方法

用前後對位法，以背部膏肓穴的痛點為基準，對應至前胸，用中支敲敲樂或兵乓球拍，輕輕敲打。敲打過程中尋找痛點，並重點加強，若痛點太痛，可以改敲痛點周圍，再回來痛點加強，即可緩和痛點的不舒服。

時間

最痛的位置敲久一點，可用繞圈的方式，輕敲前胸對應位置 3 ～ 5 分鐘。

## ☑ 敲相對應的前胸位置

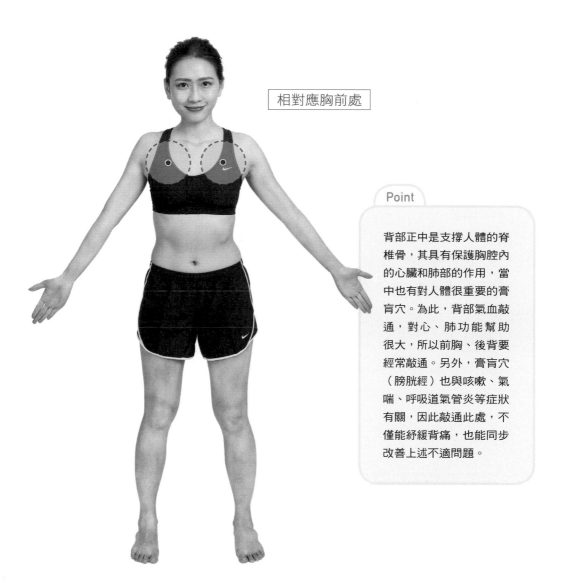

相對應胸前處

**Point**

背部正中是支撐人體的脊椎骨，其具有保護胸腔內的心臟和肺部的作用，當中也有對人體很重要的膏肓穴。為此，背部氣血敲通，對心、肺功能幫助很大，所以前胸、後背要經常敲通。另外，膏肓穴（膀胱經）也與咳嗽、氣喘、呼吸道氣管炎等症狀有關，因此敲通此處，不僅能紓緩背痛，也能同步改善上述不適問題。

## 07 腰痛

長期久坐壓迫臀部上的膀胱經，就會造成氣血上不去，導致腰部肌肉變硬，進而痠痛；而坐骨旁的腎經路徑，也會因此受到壓迫，造成腎經氣血不足，如此，也會反應出腰痛的問題。因此，在臀部容易瘀塞處：坐骨旁（腎經路徑）、胞肓穴及環跳穴，要經常大力敲打，使氣血保持暢通，以免產生腰痛問題。

( 方法 )

用比較大的工具，如乒乓球拍或大支敲敲樂，敲打環跳、胞肓和坐骨斜上方。由於臀部多肉且氣血瘀塞較深層，建議可側躺彎起大腿或站立讓大腿彎曲踩在椅子上，如此，才可敲到臀部深層的穴位或瘀塞點。

( 時間 )

每個穴位敲 3 ～ 5 分鐘。

( Point )

看似與腰痛無關的臀部位置，其實裡頭埋藏 2 個與腰痛有關的穴位：環跳穴（膽經）和胞肓穴（膀胱經）。敲打環跳穴可以促進臀部脂肪代謝，防止下垂，另外還可以減輕腰、腿部的疼痛。而胞肓穴除了能紓緩腰痛之外，還能改善腹脹、腹痛、腸鳴、拉肚子和小便不順等症狀。

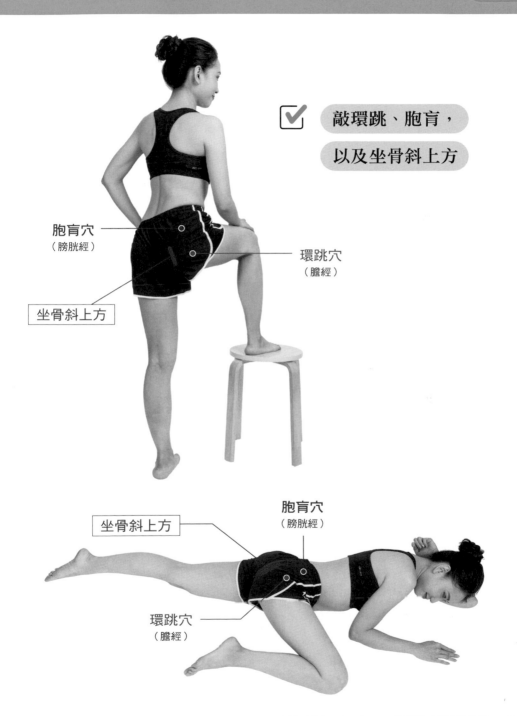

☑ **敲環跳、胞肓，**
**以及坐骨斜上方**

胞肓穴
（膀胱經）

環跳穴
（膽經）

坐骨斜上方

胞肓穴
（膀胱經）

坐骨斜上方

環跳穴
（膽經）

## 08 | 網球肘

罹患網球肘最常見的原因，就是使用過度，手臂反覆的收縮造成拉傷和發炎；此外，也可能是直接的挫傷或創傷於手肘外側所造成。一般而言，網球肘的痛點即是肘髎穴（大腸經）。

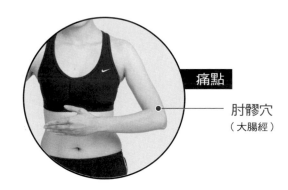

痛點

肘髎穴
（大腸經）

方法

利用上下對位：手肘對膝蓋解痛。大腸經（痛點）生膀胱經（解痛）；膀胱經（痛點）生膽經（解痛）。因此肘髎穴（大腸經）痛，解痛點是委陽穴（膀胱經），而委陽穴（膀胱經）痛，解痛點是膝陽關穴（膽經）。

時間

敲同隻腳（左手肘痛敲左腳，反之亦然）後膝窩膀胱經的委陽穴，以及外膝蓋膽經的膝陽關穴，每個穴位敲 3 ～ 5 分鐘。

☑ 敲委陽、膝陽關

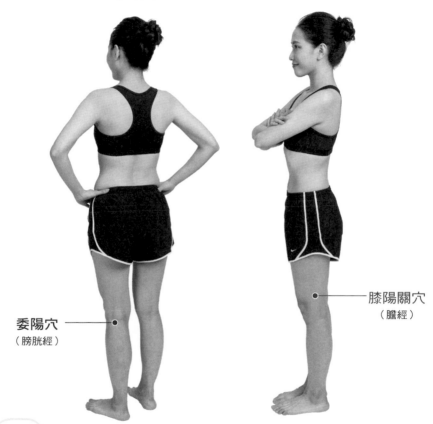

膝陽關穴
（膽經）

委陽穴
（膀胱經）

Point

膝陽關可以解開委陽穴痛，委陽穴解痛間接可以解開肘髎穴痛，一穴解一穴，有間接加乘的效果。由此可見，熟悉陰陽五行相生的概念，可以一次解除上下四肢的疼痛。此外，委陽有改善腰脊痛、膝關節痛、腿足攣痛、腹悶、水腫、小便不順等功效。而膝陽關穴，則有改善膝關節疼痛、屈伸不利、膝膕腫痛、小腿麻木、下肢癱瘓等問題的作用。

# 09 | 高爾夫球肘

高爾夫球肘，是手肘內側附近以及前臂的近端疼痛。疼痛範圍可能是單點刺痛或鈍痛，也可能是整個前臂內側疼痛。患者可能會有抓握、手腕屈曲以及旋前時無力的現象。一般而言，高爾夫球的痛點，即是少海穴（心經）。

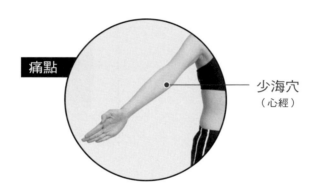

痛點

少海穴
（心經）

**方法**

利用上下對位：手肘對膝蓋解痛。由於心經（痛）生脾經（解痛），所以少海穴（心經）痛，解痛點是陰陵泉穴（脾經）。

**時間**

用中支敲敲樂或鐵尺，敲打陰陵泉穴及其周圍 3 ～ 5 分鐘。右手痛敲右腳，反之亦然。

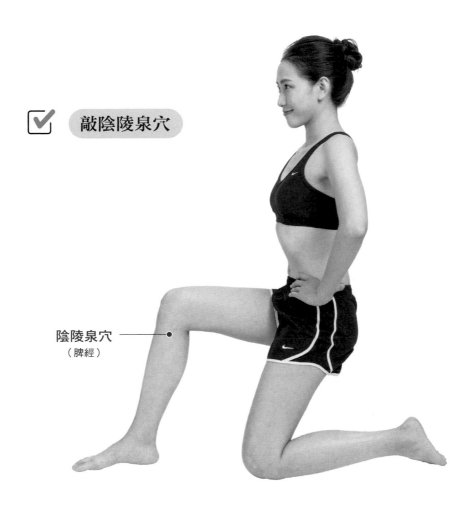

☑ 敲陰陵泉穴

陰陵泉穴
（脾經）

Point

直接刺激痛點少海穴（心經）對於放鬆手腕、減緩肘臂疼痛、尺神經麻痺、牙齒痛、目眩頭風也有很大的療效。而陰陵泉穴（脾經）除了能解高爾夫球肘的疼痛之外，對腹脹、腹瀉、水腫、黃疸、小便不順等問題的緩解，亦有所幫助。

# 10 | 媽媽手

手腕的疼痛是屬於疲勞性的損傷，大多是因過度或反覆進行抓握、捏擠、拉扯的動作所造成。此外，因搬重物、打球、打電腦等所造成的肌腱發炎，也會引發類似的疼痛。

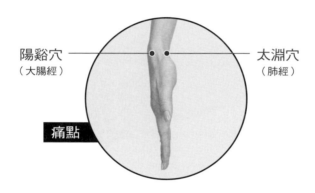

陽谿穴
（大腸經）

太淵穴
（肺經）

痛點

**方法**

利用上下對位法，敲同側（右手痛敲右腳，反之亦然）的腳踝照海穴及申脈穴。內手腕痛敲內腳踝，外手腕痛敲外腳踝。因此，太淵處痛敲照海，陽谿處痛敲申脈。

**時間**

根據不同的痛點，每個穴位敲 3 ～ 5 分鐘。

☑ **敲申脈、照海**

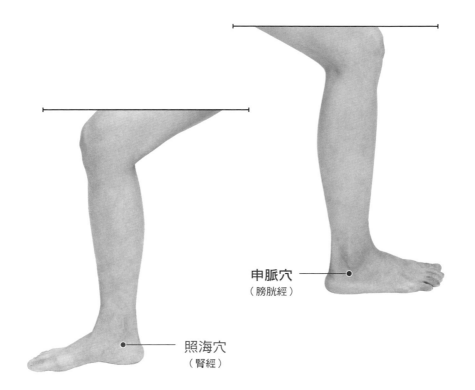

申脈穴<br>
（膀胱經）

照海穴<br>
（腎經）

**Point**

媽媽手是一種手部肌腱發炎的疾病；因為經常維持同一姿勢，氣血瘀滯，造成手部疼痛、腫脹。申脈穴有補陽益氣，疏導水濕，通經強筋的作用，利於關節受損的修復。而照海穴具有清熱瀉火，滋潤理氣的作用，亦可幫助快速消除疼痛。

# 11 | 板機指

所謂的扳機手，是手指頭的近指關節握拳後卡住了，無法伸展開來，必須用另一手來幫忙打開並伴隨疼痛。它最常發生在拇指，其次則是無名指、中指、小指跟食指。

## 方法

用小支敲敲樂或小鐵尺，敲手掌和手指的關節處。建議將手掌放置於桌面，用繞圈方式敲，才能敲開指節深處瘀塞點。

## 時間

每個關節處敲 3 ～ 5 分鐘。

### Point

早上起床，有時手指會伸不直，或無法彎曲，感覺手指的根部異常疼痛；或在彎曲及伸直手指時，關節處發出「咔拉」的聲響，嚴重者甚至手指無法動彈，大幅影響日常生活。板機指是因為手指關節處的肌腱發炎，導致周圍組織發炎，而影響手指的伸展功能，只要輕輕敲打手指的關節處，解除沾黏，疏通狹窄，即可使手指恢復正常的運作功能。

敲指關節處

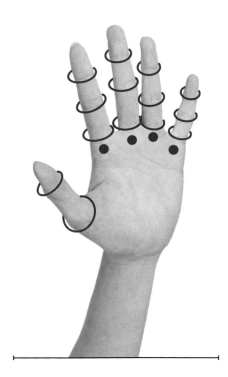

# 12 手麻

手麻是常見的症狀。許多人都有手麻的經驗,早晨起床,感覺雙手掌或單手掌僵硬、麻木,感覺像是帶了手套一樣,摸東西不敏感,必須活動一下手掌或用熱水浸泡一下,才會慢慢好轉。

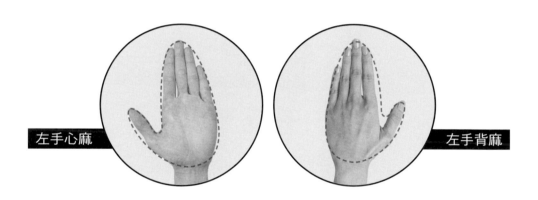

左手心麻　　　　　　　　　　　　左手背麻

### 方法

用上下對位療法敲同側的腳背(左手麻敲左腳,大拇指麻敲大腳趾背,食指麻敲第二腳趾背……依此類推),即可快速解除手麻狀況。敲腳背時,腳掌要踩在較硬的地板上,才能敲開深層瘀塞處,效果最佳。

### 時間

依據手麻的位置敲相對應的同側腳背3～5分鐘。

敲腳背

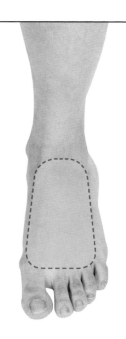

**Point**

戀愛般觸電的感覺，人人都
愛，但如果指尖莫名出現觸電
般的痛感，應該沒有人會喜歡
吧！有的人半夜手麻醒來、有
的人晨起手掌僵硬、麻木、有
的人整天都麻、有的人只有
1～2個手指麻，有的人整個
手掌都麻……，無論如何，不
如經常敲腳背，即可緩解各種
手麻問題。

# 13 | 腳麻

很多老年人經常會有雙腳發麻的問題,多表現為針刺感、電擊感、沉重感,發作的部位和頻率也不盡相同,讓人飽受其苦。

**方法**

長時間維持久站久坐的姿勢,血液流通不暢,壓迫到坐骨神經,影響神經的正常傳導,引起神經麻痺症狀,使腿和腳產生麻木感。敲打八髎穴及腰4-5 節,能疏通被壓迫的坐骨神經叢,進而改善腳麻的症狀。

**時間**

每個穴位敲 3 ～ 5 分鐘。

> **Point**
>
> 八髎穴隸屬膀胱經,位於 1、2、3、4 骶後孔中,薦椎兩側各 4 個,總共 8 個,故稱八髎穴;其有調經活血、壯陽補腎的功效,是改善婦科和腰部疾病的常用穴位。對於痛經、閉經、白帶、子宮脫垂、小便困難、陽痿、遺精、陰部搔癢等症都有很好的緩解效果。

☑ 敲八髎、腰椎4-5節

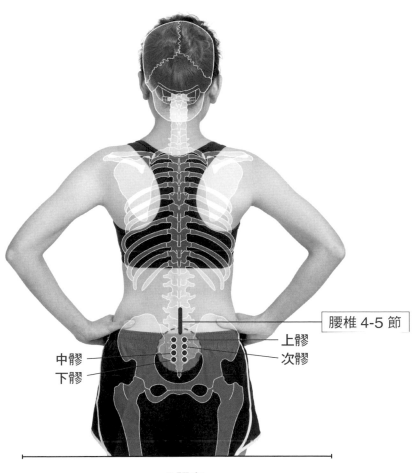

腰椎 4-5 節

上髎

次髎

中髎

下髎

八髎穴
（膀胱經）

## 14 | 膝蓋痛

很多人都為膝蓋痛所苦，有些人甚至無法正常走路。過度的使用膝蓋、長期從事膝蓋重度運動者、站著工作的人，皆是膝蓋疼痛的高危險群；而肥胖和老化也是膝蓋疼痛的原因之一。

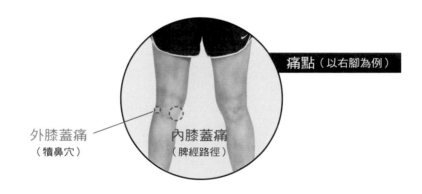

痛點（以右腳為例）

外膝蓋痛
（犢鼻穴）

內膝蓋痛
（脾經路徑）

方法

利用上下對位法，敲打對側手肘，例如：右腳膝蓋痛敲左手肘解痛，反之亦然。若效果不佳，建議用穴位敲打更精準：右腳內側膝蓋痛，敲左手尺澤穴解痛；右腳（外側膝蓋）犢鼻穴痛，敲左手肘髎穴解痛。

時間

依據不同的痛點，敲打對應解點 3 ～ 5 分鐘。

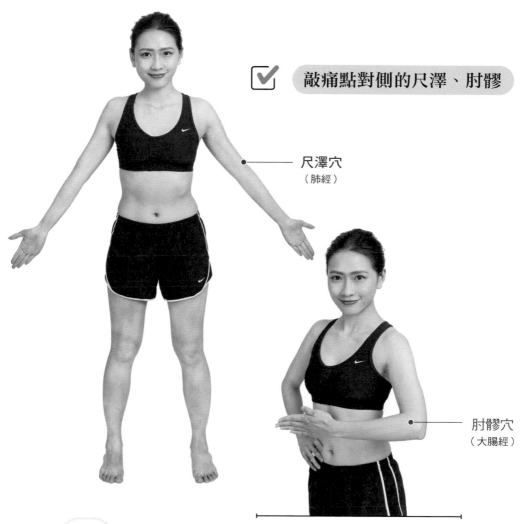

☑ **敲痛點對側的尺澤、肘髎**

尺澤穴
（肺經）

肘髎穴
（大腸經）

**Point**

膝蓋承受著人體的重量，無論走、跑、跳都需要靠膝蓋組織的支撐，因此劇烈運動、不當姿勢或是自然老化都會造成膝蓋損傷，而出現痠痛腫脹感。尺澤穴可改善膝蓋疼痛及退化性關節炎的痠軟無力感。而刺激肘髎穴，能幫助促進身體氣血循環，改善因運動傷害或自然老化造成的膝蓋不適感。

# 15 │ 膝蓋退化

退化性關節炎患者，其膝蓋多有反覆性的疼痛、緊繃或腫脹等
症狀；尤其，膝蓋嚴重疼痛時，往往令人痛不欲生。事實上，
膝蓋內普遍存在的內側皺壁，與關節軟骨互相摩擦，就是造成
退化性關節炎的重要原因。

**方法**

用大支敲敲樂或乒乓球拍敲打膝蓋周圍，尤其是內側特別肥厚的地方。敲
打時，將腿伸直放置於椅上，才能敲開深層瘀塞處，效果最好。

**時間**

以繞圈的方式，敲打膝蓋周圍 10～15 分鐘。

**Point**

敲打膝蓋內側的增生軟組織，可以移除關節內不正常的摩擦現象，消除發炎組織，
微調軟骨間的鬆緊度，進而減輕關節內壓力，讓軟骨有良好的環境修復、再生。

☑ 敲打膝蓋周圍

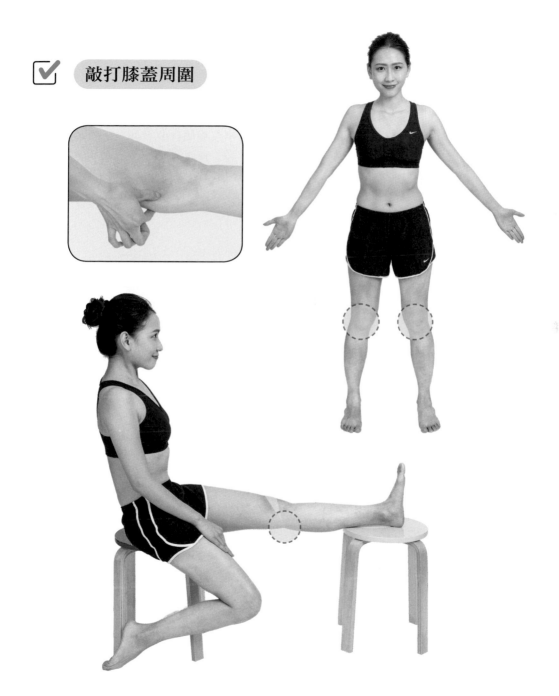

# 16 小腿抽筋

很多朋友都曾有這個經歷：半夜翻個身或者伸一下腿，就會抽筋。抽筋時疼痛難忍，尤其發生在半夜時往往把人痛醒，有好長時間不能止痛，嚴重影響睡眠品質，甚至到了隔天早上睡醒，小腿還會有點痠痠、不舒服的感覺。

**方法**

此為特殊解法。用小支敲敲樂或鐵尺，輕敲頭部的腦空穴。

**時間**

集中敲打腦空穴 3 ～ 5 分鐘。

**Point**

許多人都有晚上睡得正香，小腿突然抽筋痛醒，或是早晨醒來伸直雙腿，突然小腿抽筋一陣劇痛的經驗。根據我們的實際敲打經驗，腦空穴可以改善小腿的循環不良問題，避免肌肉因疲勞而發生過度收縮的現象。

敲腦空穴

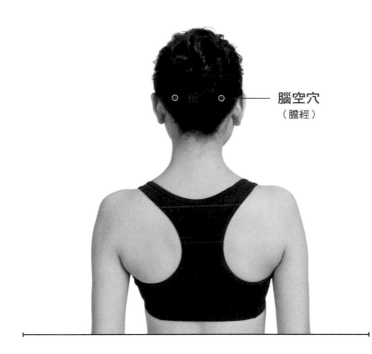

腦空穴
（膽經）

# 17 | 足底筋膜炎

足底筋膜炎或足跟痛，是以疼痛和腫脹來表現肌腱退化的現象，都半是因為反覆承受過度的壓力所引發的疲勞性損傷。跑步、跳躍或是常穿高跟鞋等，都是發病的原因之一。

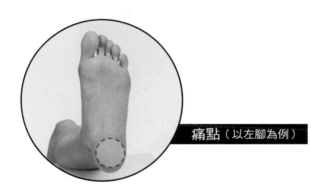

痛點（以左腳為例）

**方法**

利用上下對位法：左腳底痛敲右手掌跟，反之亦然。

**時間**

以繞圈的方式持續敲打解點位置 3～5 分鐘，痛點位置加強。

☑ **敲痛點對側的手掌根、大陵**

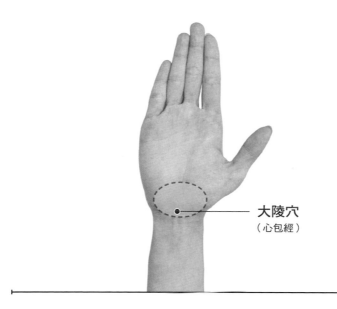

大陵穴
（心包經）

Point

體重過重、久站、過度運動及腳部結構異常者，皆是足底筋膜炎的高危險群。用對位療法敲對側手掌大陵穴附近，左腳痛敲右手，可以幫助放鬆肌肉、解除疼痛、改善韌帶鬆弛並增強腳跟的穩定度。

## 18 | 靜脈曲張

因長時間久站，使腿部血液無法順利送往心臟，血液便易淤積於腿部靜脈，產生不適現象。而因靜脈壓力增加讓淺部靜脈擴張、扭曲變形，形成青青紫紫、彎彎曲曲血管，就是所謂的靜脈曲張。

### 方法

敲打湧泉穴、陰陵穴、太溪穴、血海穴和承山穴，可以阻止靜脈血向下倒流，使下肢靜脈血向心回流順暢，維持人體的正常功能。

### 時間

每個穴位敲 3 ～ 5 分鐘。

### Point

靜脈曲張的症狀通常發生在患者的下肢部位，尤其好發於血液循環不佳的中老年人、長時間站立工作，或是不太走動，下半身氣血循環差的人身上。其中，血海穴可以通經活絡，促進血液循環，有利於血液回流，避免蚯蚓爬上腿。而湧泉穴能有效促進腎臟健康，擴張血管，降低血液黏稠度。

☑️ 敲湧泉、陰陵泉、
太谿、血海、承山

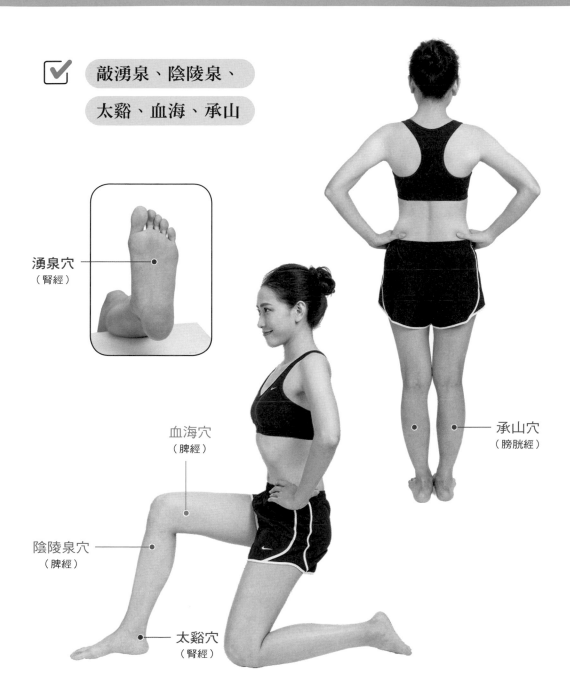

湧泉穴
（腎經）

血海穴
（脾經）

承山穴
（膀胱經）

陰陵泉穴
（脾經）

太谿穴
（腎經）

# 19 婦科疾病

婦科疾病是女性常見病，但由於許多人對婦科疾病缺乏應有的認識與理解，再加上各種不良生活習慣影響，使生理健康每況愈下，導致越來越多女性疾病纏身，且久治不癒，給生活、工作帶來極大的不便。

## 方法

敲打曲骨穴、三陰交穴和八髎穴，能促進體內激素分泌與平衡，活化卵巢功能，改善因氣血運行不順所導致的發炎症狀。

## 時間

每個穴位敲 3～5 分鐘。

### Point

現代的女生常吃冰，壓力大又經常熬夜，加上環境荷爾蒙的危害，導致婦科疾病以及不孕症的患者日益增多。八髎穴是支配盆腔內臟器官的神經血管會聚之處，也是調節全身氣血的總開關。至於三陰交穴，有調和氣血，補腎養肝的作用，同時亦有補血、活血、強壯全身、防治各類婦科疾病的功效。

✓ 敲曲骨、八髎、三陰交

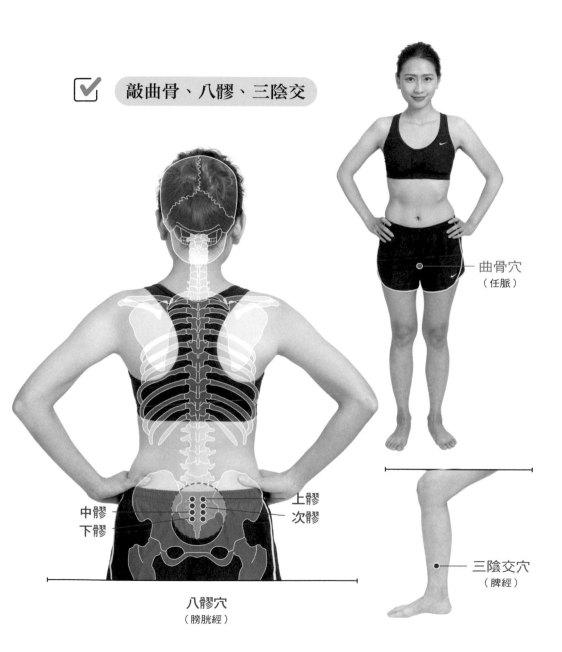

曲骨穴
（任脈）

上髎
次髎

中髎
下髎

八髎穴
（膀胱經）

三陰交穴
（脾經）

## 20 糖尿病

糖尿病是一種代謝性疾病，其特徵是患者的血糖長期高於標準值並出現俗稱「三多一少」的症狀：多食、多飲、頻尿及體重下降。若不積極處理，可能會引發更多嚴重併發症。一般病徵有視力模糊、頭痛、肌肉無力、傷口癒合緩慢及皮膚癢。

### 方法

敲打意舍穴和督脈的胸椎 8 ～ 12 節的位置，可以刺激胰島素的分泌，預防並減少糖尿病的症狀惡化和併發症產生，讓糖尿病患者可以和正常人一樣地生活。

### 時間

每個部位和穴位各敲 3 ～ 5 分鐘。

### Point

糖尿病是現代社會發病率很高的一種疾病。光靠藥物改善，會對藥物產生很強的依賴性。意舍穴可以調整陰陽、調和氣血、疏通經絡、益腎補虛、滋陰健脾，可以有效的控制血糖。而督脈（胸椎 8-12 節）可以溝通全身經絡，平衡陰陽，激發人體自身的陽氣，刺激胰島素分泌，從而達到預防保健的功效。

☑ **敲胸椎8-12節、手腕內側、腳踝內側、意舍**

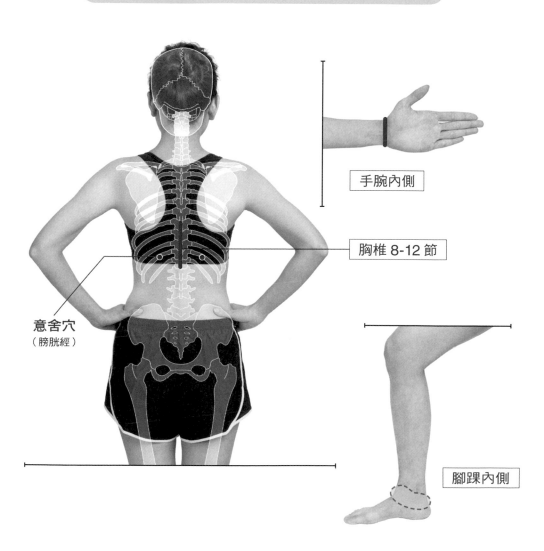

手腕內側

胸椎 8-12 節

意舍穴
（膀胱經）

腳踝內側

## 21 | 高血壓

高血壓是國人常見的疾病之一，也是引發腦中風的主要因素。高血壓會促使血管病變，減少血流量，導致腦細胞缺氧，產生頭暈、頭痛等症狀。如果放任而不管，最後就可能造成中風及腦出血死亡。

**方法**

敲打陽陵穴、湧泉穴、陽谿穴和合谷穴，以減少動脈阻力，使血管軟化。一旦動脈內膜管壁變得寬闊且有彈性，便能使血壓維持正常，避免引發中風、心肌梗塞或猝死等意外。

**時間**

每個穴位敲 3 ～ 5 分鐘。

**Point**

高血壓容易引起心臟病、腦中風、動脈硬化等嚴重的併發症。陽谿穴可以放鬆神經系統，加速新陳代謝，使體內氣血暢通，達到平穩血壓的功效。至於合谷穴，則有通絡鎮痛、排除毒素、調節體內分泌和促進腦部血液循環的作用。

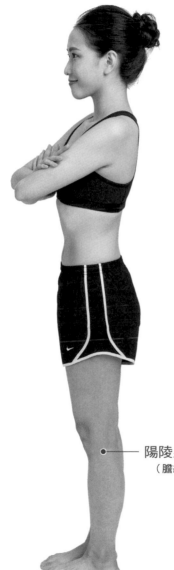

☑ **敲陽陵泉、湧泉、陽谿、合谷**

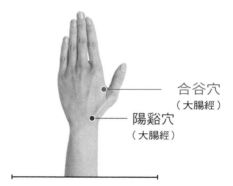

合谷穴
（大腸經）

陽谿穴
（大腸經）

陽陵泉穴
（膽經）

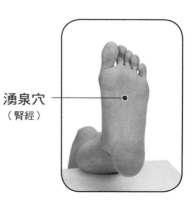

湧泉穴
（腎經）

# 22 | 更年期

更年期，是指卵巢功能從旺盛逐漸衰退到完全消失的一個過渡時期，此時，身體易發生渾身燥熱、眩暈、腰痠背痛、心悸，眼前有黑點或四肢發涼等症狀。

## 方法

用中支敲敲樂或乒乓球拍，敲打鼠蹊處，以及曲骨穴、血海穴、三陰交穴、八髎穴和關元穴。敲打的過程中尋找痛點並重點加強。

## 時間

每個穴位敲 3～5 分鐘。

### Point

更年期最明顯的變化除了內分泌失調，還有身心狀態改變的困擾。除了熱潮紅、盜汗等，也可能有情緒不穩定、焦慮、失眠等問題。曲骨穴可以刺激荷爾蒙分泌，延緩卵巢功能的衰退。而鼠蹊部的位置，有許多血管、淋巴管與神經通過，適當的刺激能促進血液循環，改善更年期的不適症狀。

☑ 敲鼠蹊處，以及曲骨、血海、
三陰交、八髎、關元

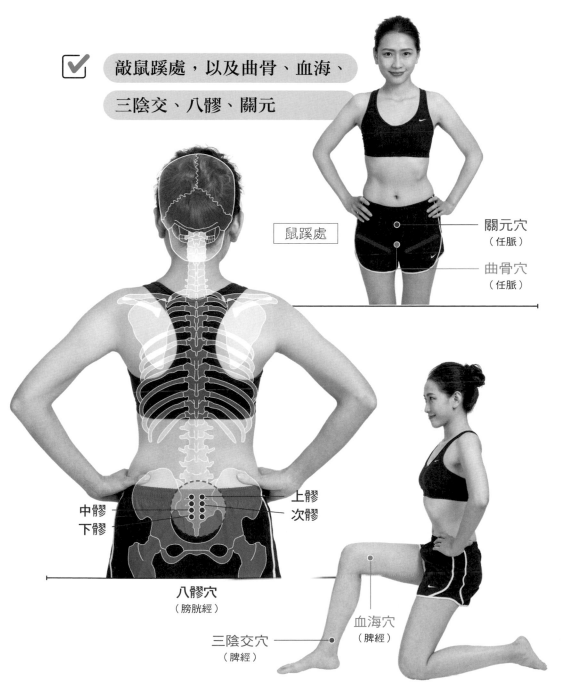

鼠蹊處

關元穴
（任脈）

曲骨穴
（任脈）

中髎
下髎

上髎
次髎

八髎穴
（膀胱經）

血海穴
（脾經）

三陰交穴
（脾經）

# 23 | 預防中風和顏面神經失調

腦中風發生年齡下降，主要是由於近年來國人生活型態的改變，工作型態趨向久坐少動、工時長、壓力大、睡不飽，平時的運動量也不夠，再加上飲食越來越朝向高油、高糖和高熱量，富含抗氧物的蔬果攝取量更是嚴重不足。這些原因加總在一起會造成身體長期處於發炎狀態，讓血管提早硬化。

**方法**

用小支敲敲樂或鐵尺，敲打臉頰兩側的下關穴和頰車穴。注意，臉部的皮膚較薄，敲打時要拿捏好力道，切勿太用力。

**時間**

每個穴位敲 3 ～ 5 分鐘。

## ☑ 敲頰車、下關

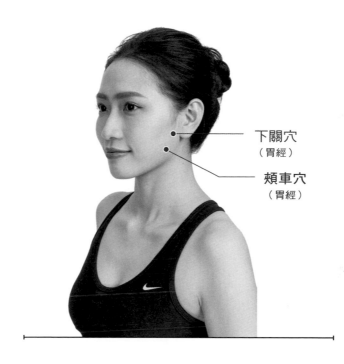

下關穴
（胃經）

頰車穴
（胃經）

**Point**

中風的後遺症令人害怕，復健之路更是艱辛；但其實預防腦中風並不難。頰車穴有醒腦開竅，祛風清熱的功效，有效保護腦細胞，預防腦中風。至於下關穴，則有消腫止痛、益氣聰耳、通關利竅，對於上輸頭部的氣血嚴格把關，對於牙痛、三叉神經痛，顏面神經失調等症狀，也有非常好的改善效果。

# 01 失眠多夢

多夢、入睡困難、睡眠品質不佳的人，多半白天會感疲乏無力，精力難以集中，造成嚴重的精神不濟。長期睡眠品質不佳不僅會降低工作效率，也會導致神經衰弱、內分泌紊亂，嚴重影響生活品質。

**方法**

用小支敲敲樂或鐵尺輕敲整個頭部的穴位，特別痛的位置可以重點加強。

**時間**

每個穴位敲 3 ～ 5 分鐘。

**Point**

容易失眠頭痛，多半都是經絡的穴位瘀塞。建議可以敲打 2 個關鍵穴位：百會穴和安眠穴。百會穴是頭部的陽氣聚集地，若此處氣血瘀塞，便容易出現頭部脹、痛、暈等現象；為此，要經常輕敲此處，適當刺激以利頭部氣血循環。而安眠穴可寧神定志、有效紓緩緊張情緒，幫助入眠。

**敲安眠、風池、陽白、頭維、百會、印堂**

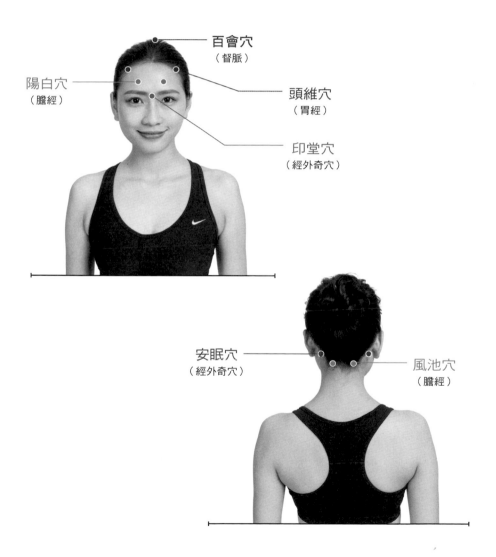

# 02 | 禿頭掉髮

頭皮敏感脆弱、工作壓力過大、作息不正常又晚睡、喜歡吃辛辣和油炸的食物、淋到雨或是洗髮精的化學物質殘留，以上，皆是造成掉髮的可能原因。

## 方法

從側頭部、頭頂部、後頭部輕輕敲打，頭頂及落髮的部位可以重點加強。

## 時間

每個穴位敲 3～5 分鐘。

## Point

禿頭掉髮是許多愛美人士欲改善的一大困擾。刺激前頂穴能疏通頭部經絡，除了可以醒腦開竅，也可以有效幫助毛髮生長及烏黑潤澤。另外，風池穴可消除壓力，放鬆神經，刺激毛囊，強化髮根，紓緩壓力型掉髮的問題。

敲百會、前頂、風池，以及頭髮稀疏處

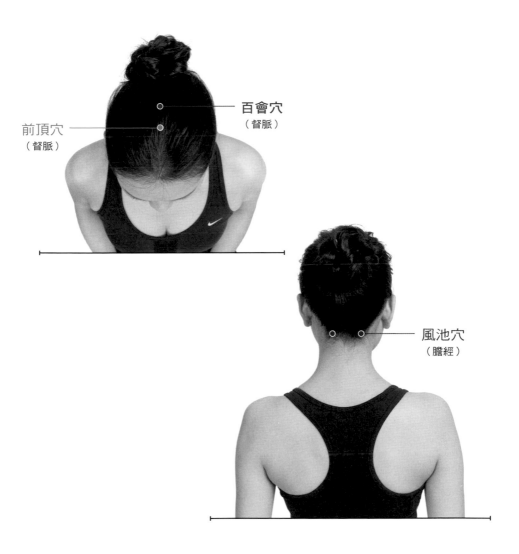

百會穴
（督脈）

前頂穴
（督脈）

風池穴
（膽經）

# 03 | 記憶力衰退

現代人生活節奏緊張、壓力大、失眠、資訊爆炸，隨處可滑手機上網搜尋、用腦過度等，以上都是造成記憶力提前衰退的原因。現今，記憶力衰退又有逐漸年輕化的趨勢，不容忽視。

**方法**

用小支敲敲樂或鐵尺，以頭頂百會穴為基準，輕輕敲打其半徑 3 公分的圓圈範圍；特別痛的地方可以重點加強。

**時間**

每個穴位敲打 3 ～ 5 分鐘。

**Point**

多刺激腦部周遭穴位、經脈，能幫助腦部血液循環暢通，預防記憶力衰退。其中，敲打百會穴（督脈）和前後左右各 1 寸處的四處神聰穴（精神聰明穴）具有醒腦開竅、益智、助眠、安神定志、強健精神、延緩記憶力衰退的作用。

☑ 敲百會、四神聰

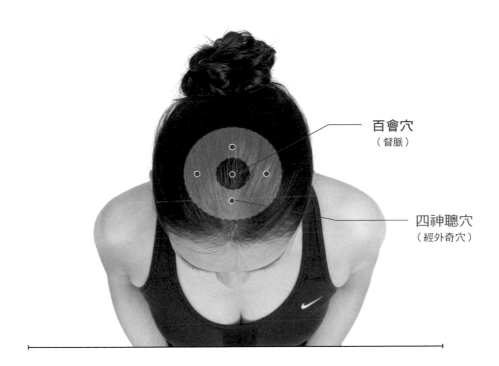

百會穴
（督脈）

四神聰穴
（經外奇穴）

## 04 | 過敏鼻塞

氣候濕熱、花粉、塵蟎、寵物的毛屑、空氣汙染等都會引發過敏。過敏者多半會鼻水流不停、鼻塞眼睛癢、不斷的打噴嚏；更嚴重的，還會頭痛、嗅覺失常、流鼻血、失眠、黑眼圈等，不容小覷。

**方法**

輕輕敲打鼻翼兩側至鼻翼上方軟骨接縫處以及頭頂，精確穴位依序為：迎香→鼻通→印堂→百會。

**時間**

每個穴位敲 3 ～ 5 分鐘，來回數次。

**Point**

季節交替之際，天氣變化大，更加劇鼻過敏的症狀惡化；反覆出現的流鼻水、鼻塞、打噴嚏、頭痛……的症狀，實在讓人很難忍受。鼻通穴有通鼻開竅，疏通臉部氣血循環的作用，對於改善鼻子過敏常見的鼻塞、流鼻水等現象，相當有效。而迎香穴則有宣通鼻竅，有利於維護鼻腔的呼吸和嗅覺功能，預防呼吸道疾病和肺部的病變。

敲百會、印堂、鼻通、
迎香,以及鼻翼兩側

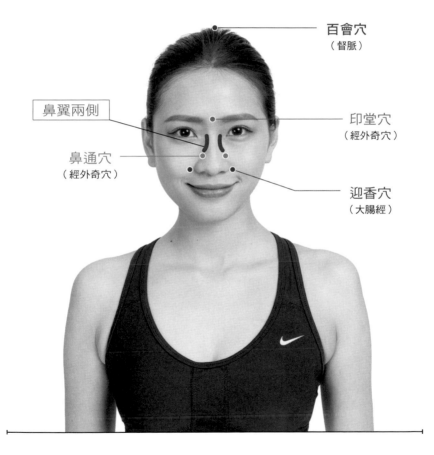

百會穴
（督脈）

鼻翼兩側

印堂穴
（經外奇穴）

鼻通穴
（經外奇穴）

迎香穴
（大腸經）

## 05 | 下巴脫臼

吃東西嘴巴張不開、咬不動，或是耳朵附近的肌肉會疼痛，這是因為連接顱骨和下巴關節頭的韌帶鬆了，使其失去彈性。此外，當下巴打得太開時，也會導致肌肉或韌帶拉傷，造成嘴巴無法自動闔回來。另外，喜歡吃硬的東西、大笑或打哈欠、嘴巴張太開，亦容易造成下巴脫臼，需要多留意。

### 方法

從下巴至耳朵方向輕輕敲打，敲打的過程中尋找痛點，或精準敲打聽宮穴和頰車穴，重點加強。

### 時間

每個穴位敲 3 ～ 5 分鐘。

### Point

有的人在咀嚼食物時，臉頰會疼痛，嘴巴張不開或無法自動闔回來，這就是俗稱的下巴脫臼。頰車穴可安神利竅，開經通絡，讓緊張的肌肉及關節放鬆，使滑落的關節回復原位。而聽宮穴具有聰耳開竅、寧神止痛的作用，可有效改善關節肌肉的緊繃情形。

敲頰車、聽宮

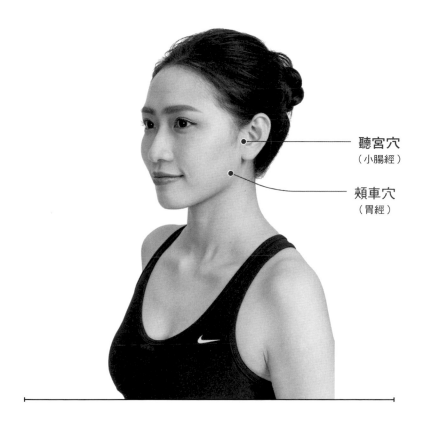

聽宮穴
（小腸經）

頰車穴
（胃經）

## 06 | 慣性落枕

落枕是頸椎周圍肌肉、肌腱與韌帶拉傷,以及長期姿勢不良、突然的撞擊或扭轉,導致頸部活動受到侷限並產生疼痛。

（方法）

用小支敲敲樂或鐵尺,輕輕敲打天宗穴、完骨穴或耳後的阿是穴（痛點就是阿是穴）;敲打的過程中尋找痛點並重點加強。

（時間）

每個穴位敲 3 ～ 5 分鐘。

Point

現代人經常固定同一姿勢打電腦,導致頸部肌肉僵硬,再加上睡姿不良,因此早上起床,頸部非常容易出現僵直性疼痛,脖子無法正常轉動的情形。天宗穴具有疏通頸肩部經絡,活血理氣的作用,能夠放鬆緊張的肌肉與韌帶,紓緩疼痛。另外,疏通完骨穴,可寧神清熱,有利於頸部靜脈疏通,氣血通暢,延緩頸椎的衰老,預防和改善頸部病變。

☑️ **敲天宗、完骨和阿是穴**

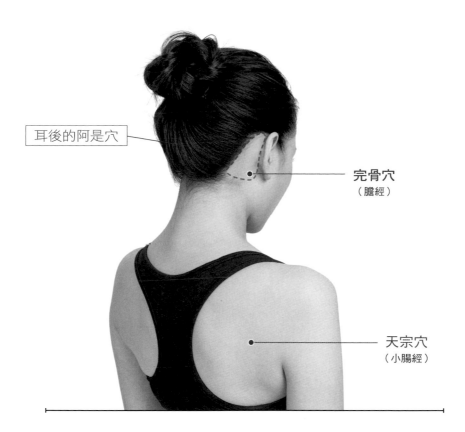

耳後的阿是穴

完骨穴
（膽經）

天宗穴
（小腸經）

## 07 | 清咽利喉

咽喉位於呼吸道和消化道的交叉口，是發聲、言語和呼吸的重
要器官。然而，焦慮、急躁、勞累都會引發喉嚨乾癢、灼熱、
疼痛，更嚴重的還會導致呼吸、循環系統的病變和消化功能的
障礙。

### 方法

用小支敲敲樂或鐵尺，輕輕敲打胸前任脈的一段。可以局部大範圍敲打，
也可以集中敲打關鍵穴位。

### 時間

每個穴位敲 3 ～ 5 分鐘。

### Point

咳嗽痰多，喉嚨乾癢、灼熱、疼痛，是很多人共同的症狀。天突穴有宣通肺氣，
利咽止咳的功效，可以迅速緩解咽喉的不適。至於紫宮穴，則能養肺化痰，進一
步改善慢性咽炎、支氣管炎，以及胸肺部的相關疾病。

敲天突、璇璣、華蓋、
紫宮,以及前胸一段

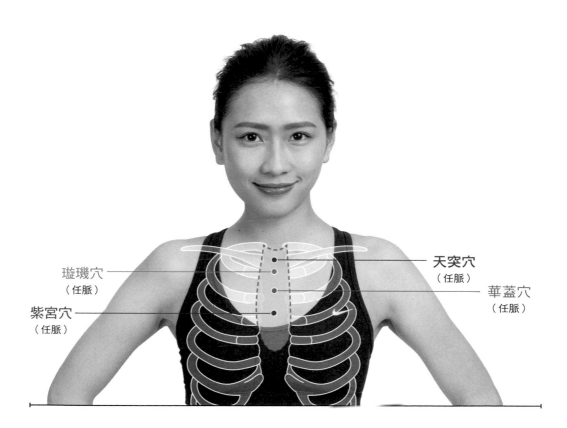

璇璣穴
(任脈)

紫宮穴
(任脈)

天突穴
(任脈)

華蓋穴
(任脈)

## 08 | 胸悶心悸

感受到壓力時，或是持續一段時間的工作，許多人會出現胸悶症狀，有時候還會伴隨著心悸，相當難受。這是上班族經常發生的狀況，也是心血管疾病的預警訊號。

**方法**

用中支敲敲樂或乒乓球拍，輕輕敲打腋下、手肘或是胸前的膺窗穴及膻中穴的位置。

**時間**

每個穴位敲 3 ～ 5 分鐘。

**Point**

感受壓力時，我們會覺得自己的心跳突然加速或亂跳，或是胸口悶悶的喘不過氣，這都是心血管疾病的預警訊號。位在腋窩的極泉穴有清心火、降壓、安心神的效果，能有效改善胸悶心悸的現象。除了極泉穴，前胸的膻中穴亦有放鬆紓壓、消除胸痛胸悶、刺激自律神經的功效；2 個穴位同時敲打疏通，改善效果更加顯而易見。

☑ 敲少海、極泉、膺窗、膻中

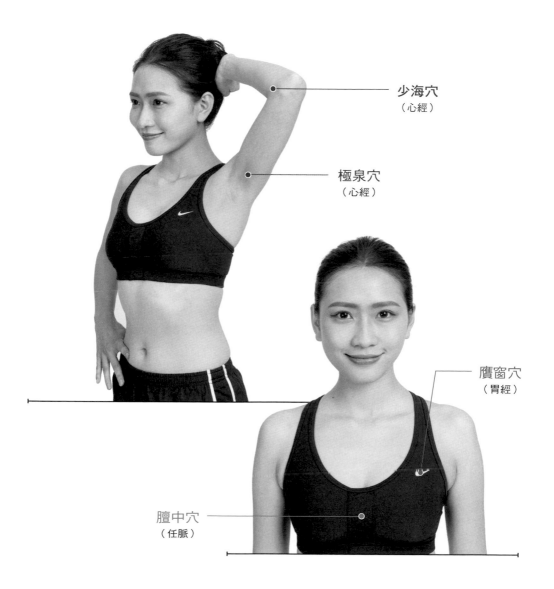

少海穴
（心經）

極泉穴
（心經）

膺窗穴
（胃經）

膻中穴
（任脈）

## 09 | 長年便祕

生活節奏緊張、缺乏膳食纖維、水分不夠、缺少運動、睡眠不足，都容易導致便祕。當體內的有毒物質停留在腸道中過久時，不僅會影響消化吸收功能，也會加速器官老化，引發各種疾病。

**方法**

用中支敲敲樂或乒乓球拍敲打手三里；或是敲打腹部：由上至下、由輕至重，將腹部敲打至微熱。

**時間**

每個穴位敲 3 ～ 5 分鐘。

**Point**

生活節奏緊張、缺少運動、少喝水、少食蔬果，都很容易導致便祕。天樞穴可清熱瀉火，理氣化濕，能有效刺激腸道蠕動，加速有毒物質迅速排出體外，幫助改善便祕。而手三里穴亦可通調大腸腑氣，緩解飲食不振、腹脹、腹痛等問題。

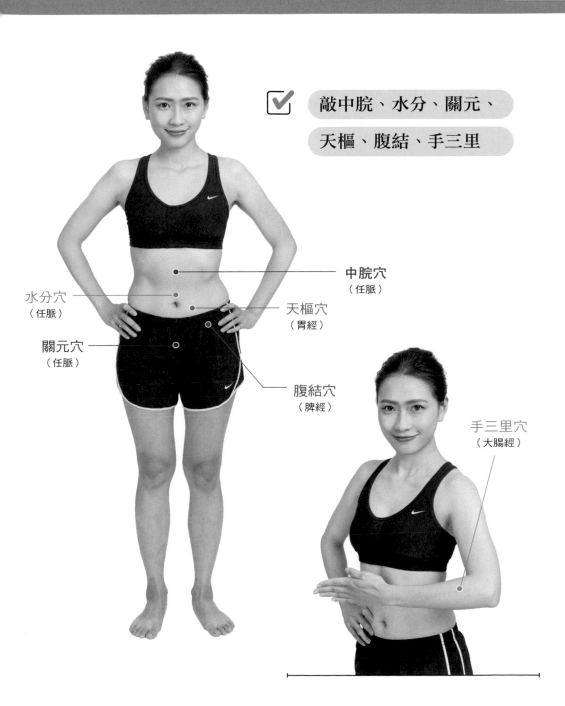

☑ 敲中脘、水分、關元、
天樞、腹結、手三里

中脘穴
（任脈）

水分穴
（任脈）

天樞穴
（胃經）

關元穴
（任脈）

腹結穴
（脾經）

手三里穴
（大腸經）

# 10 | 增強性功能

性是生命繁衍的自然生理活動，生殖器官的健康，是性生活的基礎，更是孕育健康後代的根基。

## 方法

敲打關元穴、曲骨穴、湧泉穴和三陰交穴。

## 時間

每個穴位敲 3 ～ 5 分鐘。

### Point

性是生命繁衍的自然生理活動，不僅關係到健康問題，更關係到家庭幸福。關元穴能使精氣充足，改善性能力低下、早泄以及體倦乏力等。至於曲骨穴，則對通利小便、調經止痛，以及陽萎、早洩及攝護腺等問題，有很好的改善功效。

## ☑ 敲關元、曲骨、湧泉、三陰交

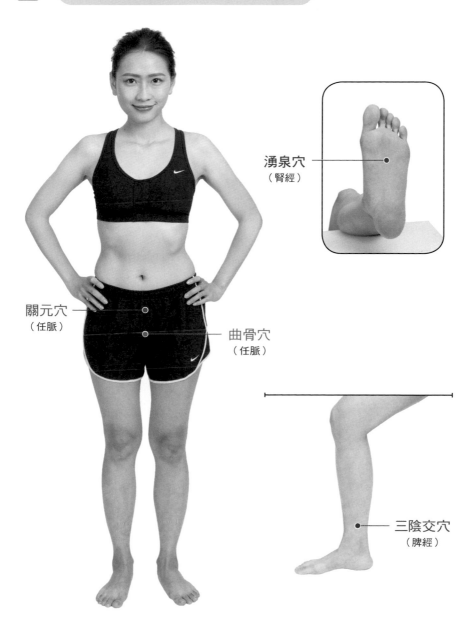

湧泉穴
（腎經）

關元穴
（任脈）

曲骨穴
（任脈）

三陰交穴
（脾經）

# 11 | 手腳冰冷

手腳冰冷是因為體內陽氣不足，以致血流緩慢，氣血運行不暢所致。因為手腳距離心臟較遠，其血液及養分的輸送，相對於其他身體部位，速度較慢，因此容易造成末梢循環不良、手腳冰冷。手腳冰冷不是小問題，長久累積會容易使毛細血管收縮，導致婦科疾病，生理期貧血等問題產生。

**方法**

用中支敲敲樂敲或兵乓球拍敲打手掌的勞宮穴、陽谿穴；膝外側的陽陵泉穴以及腳掌的湧泉穴。

**時間**

每個穴位敲 3 ～ 5 分鐘。

**Point**

手腳是神經的末梢部位，血液循環差的人就容易手腳冰冷。勞宮穴能調節身體免疫力，促進血液循環使身體溫暖並增強抗病能力。而刺激陽陵泉穴能使人體產生能量及元氣，讓血液循環順暢地抵達四肢末梢，達到暖身效果。

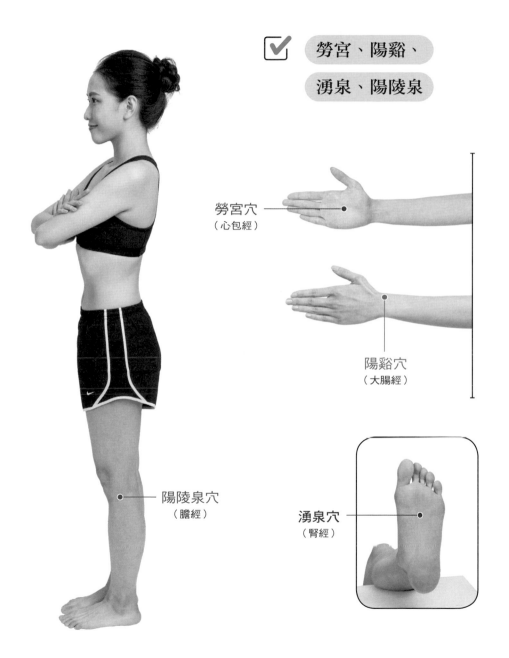

☑ 勞宮、陽谿、
湧泉、陽陵泉

勞宮穴
（心包經）

陽谿穴
（大腸經）

陽陵泉穴
（膽經）

湧泉穴
（腎經）

# 01 | 打造瓜子臉

女性 30 歲之後隨著年齡增長，圓潤、豐滿、有彈性的臉頰會因膠原蛋白漸漸流失，使臉部的線條變得不再明顯，造成臉頰鬆弛，雙下巴也會跑出來。

**方法**

用小支敲敲樂或瓷湯匙，輕輕順著下巴至臉頰大範圍敲打，或是敲打關鍵穴位即可。注意，臉部的皮膚較薄，敲打的時候力道要輕一些。

**時間**

每個穴位敲 3 ～ 5 分鐘。

**Point**

擁有一張精緻小巧的瓜子臉，不管什麼角度拍照都很美。你知道嗎？肉肉的臉很難靠運動改善，想要快速有效的瘦臉，不妨試試穴道敲打瘦臉法。巨髎穴可消除慢性臉部浮腫，保持臉頰輪廓，使臉部肌肉緊實。而顴髎穴可使內分泌順暢，提升臉部肌肉彈力，使皮膚光亮有彈性，下巴線條更為修長。

☑ 敲下關、頰車、顴髎、巨髎

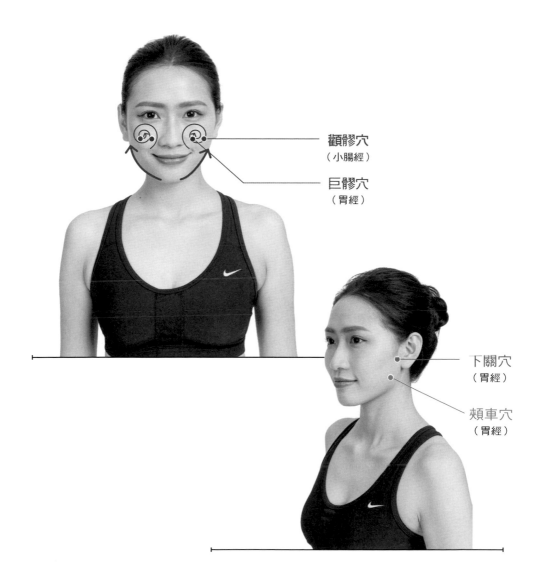

顴髎穴
（小腸經）

巨髎穴
（胃經）

下關穴
（胃經）

頰車穴
（胃經）

# 02 去除眼袋

眼睛周圍的皮膚比身體其他部位都要薄，隨著年紀漸長，眼睛周圍的眼窩會出現脂肪，俗稱眼袋。另外，睡眠不足、喝太多水或過敏，也會使眼袋看起來更明顯，更顯老態。

## 方法

用小支敲敲樂或瓷湯匙，輕輕敲打眼睛四周的關鍵穴位。注意，眼睛周圍的皮膚較薄，敲打的時候力道要輕一些。

## 時間

每個穴位敲 3 ～ 5 分鐘。

### Point

經常熬夜，加上電腦、手機以及紫外線的刺激，非常容易導致眼睛四周的黑色素沉澱。承泣穴可以活血化瘀，促進黑色素分子的代謝，加速排出體外。此外，當飲水過量，或者睡眠品質不好時，眼睛就很容易浮腫。而四白穴可以補充眼部神經營養，使眼部氣血正常運行，消除疲勞，去除眼袋。

☑ **敲承泣、四白，以及下眼眶四周**

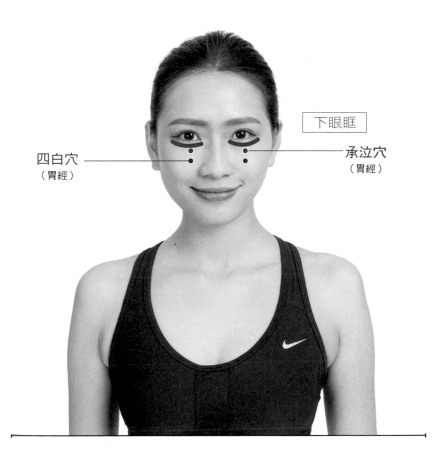

下眼眶

四白穴
（胃經）

承泣穴
（胃經）

## 03 | 消除黑眼圈

由於眼睛周圍較多微血管，因此睡眠不足、眼睛疲勞、壓力過大或長期日曬，都容易出現討人厭的黑眼圈。

### 方法

用小支敲敲樂或瓷湯匙輕輕敲打眼睛四周，注意，力道不可以太重。

### 時間

每個穴位敲 3 ～ 5 分鐘。

### Point

長期熬夜，眼下老是 2 個黑圈圈，遮瑕膏塗了很厚也蓋不住，不但看起來沒精神，整個人也好像老了十幾歲。除了輕敲眼眶四周，集中敲打瞳子髎穴，可以更快消除眼睛疲勞、充血等症狀，達到提神、醒腦，消除黑眼圈的效果。

☑ **敲瞳子髎、承泣，以及眼眶四周**

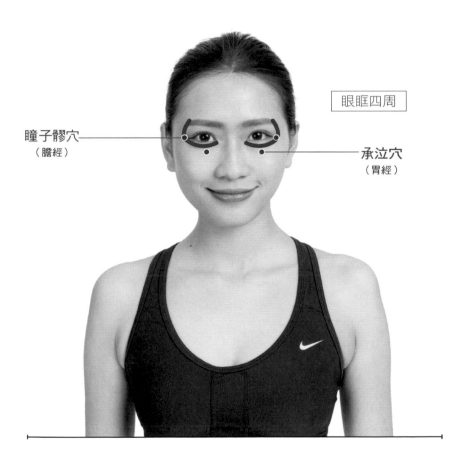

眼眶四周

瞳子髎穴
（膽經）

承泣穴
（胃經）

# 04 | 去斑除皺

紫外線的照射、髒污的空氣、壓力大、內分泌失調、晚睡等，
都會加速黑色素的沉澱，使得細胞缺乏營養，新陳代謝變慢，
導致肌肉鬆弛，出現皺紋和斑點。

**方法**

用小支敲敲樂或瓷湯匙，輕輕敲打全臉、斑點及皺紋部位重點加強。建議
由上往下，依下顎、口唇、鼻部、面頰、眼周、額頭的順序輕輕敲打。

**時間**

每個穴位敲 3～5 分鐘。

**Point**

隨著歲月的流逝、年齡的增長，很多人的臉上都會變得暗沉，並長出色斑。地倉
穴可以疏通經絡，行氣活血，從而淡化斑點。此外，抗老已經成為現代女性保養
的主流，絲竹空穴可以改善面部血液循環，緩解神經衰弱，減少眼角的細紋。

**敲地倉、顴髎、絲竹空，以及皺紋黑斑處**

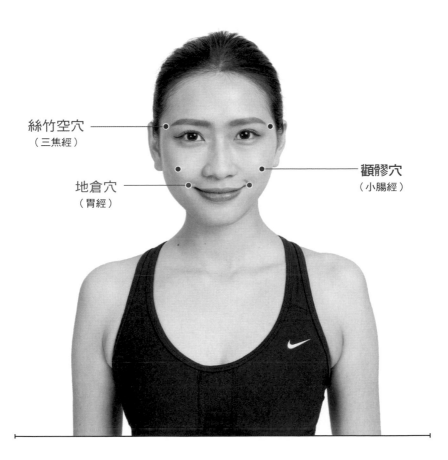

絲竹空穴
（三焦經）

顴髎穴
（小腸經）

地倉穴
（胃經）

## 05 | 美乳防病

胸部是女人美麗性感的象徵，而不當減肥、過量運動或是不合身的內衣，都會對乳房造成傷害，導致乳房下垂、縮水或是副乳產生，影響體態。

### 方法

用中支敲敲樂或乒乓球拍，輕敲胸部；乳房的位置可以用繞圈的方式，輕敲數圈。

### 時間

每個穴位敲 3 ～ 5 分鐘。

### Point

女性的乳房需要好好被呵護，經常適度的刺激乳房，不僅可以預防乳房疾病，還可以美乳豐胸，可謂一箭雙鵰。乳根穴可以改善腹脹胸痛，化瘀解鬱，健胸通暢乳腺，改善性冷感。而屋翳穴能改善胸悶胸鬱，促進乳腺暢通，達到豐胸堅挺的效果。

☑ 敲乳根、膻中、中府、屋翳

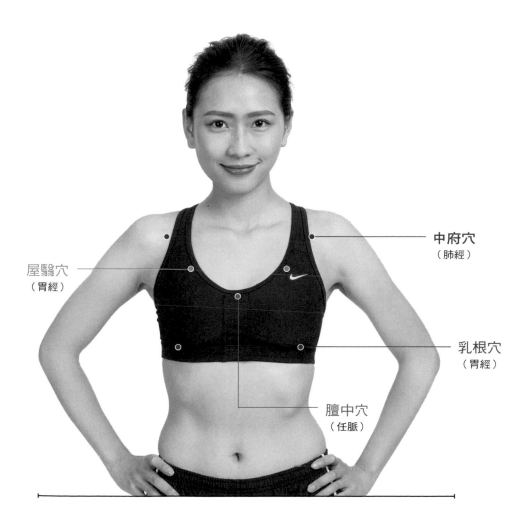

中府穴
（肺經）

屋翳穴
（胃經）

乳根穴
（胃經）

膻中穴
（任脈）

# 06 | 緊實小腹

脂肪最容易堆積在腹部！吃太油又久坐少動，攝取的營養成分轉化為脂肪囤積在皮下組織，不但影響體型美觀，更會造成體內的氣血運行受阻，導致內臟脂肪大量堆積，進而引起高血壓、脂肪肝和心腦血管的疾病。

**方法**

用中支敲敲樂或乒乓球拍敲打腹部正中及兩側至微熱，力道要大；肥胖部位重點加強。但請注意，女性月經期或懷孕期間，嚴禁敲下腹部。此外，空腹或餐後半小時內也禁止敲打腹部。

**時間**

每個穴位敲 3 ～ 5 分鐘。

**Point**

很多女生朋友食量很小，但小腹卻一直瘦不下來，以中醫觀點來看，這是水腫造成的。水道穴有助促進水分代謝，將聚積在腹部的多餘水分排出。至於大巨穴，則可以刺激荷爾蒙分泌增加，讓身體脂肪更容易燃燒，促進新陳代謝，將身體調整成易瘦的體質。

**敲下腹部，關鍵穴位是中脘、水分、**
**天樞、關元、水道、大巨**

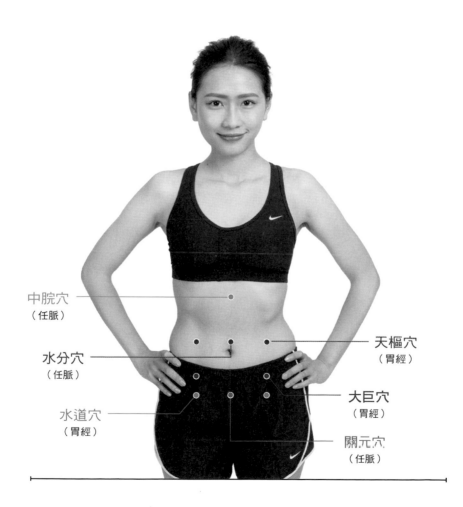

中脘穴
（任脈）

天樞穴
（胃經）

水分穴
（任脈）

大巨穴
（胃經）

水道穴
（胃經）

關元穴
（任脈）

# 07 蝴蝶袖走開

體重過重、體脂肪過高、手臂缺乏運動、肌耐力下降、新陳代謝變慢時，脂肪就會開始快速堆積，阻礙血液回流。而循環不良導致毒素堆積，水分滯留，受損的的肌膚就會變得鬆弛，形成討人厭的蝴蝶袖。

## 方法

用中支敲敲樂或乒乓球拍，由上手臂內側敲打至外側；蝴蝶袖特別鬆弛的部位，以及關鍵穴位可以重點加強。

## 時間

每個穴位敲 3 ～ 5 分鐘。

## Point

鬆弛的肥手臂讓你不敢穿短袖，就怕一揮手惱人的蝴蝶袖就飛出來見客嗎？消濼穴可以宣通氣血，避免水分積滯，改善手臂肌肉鬆弛問題。此外，臂臑穴則能促進手臂的血液循環，增加臂部肌肉彈性，避免脂肪堆積，進一步緊實手臂肌肉。

敲消濼、臂臑，以及上手臂外側

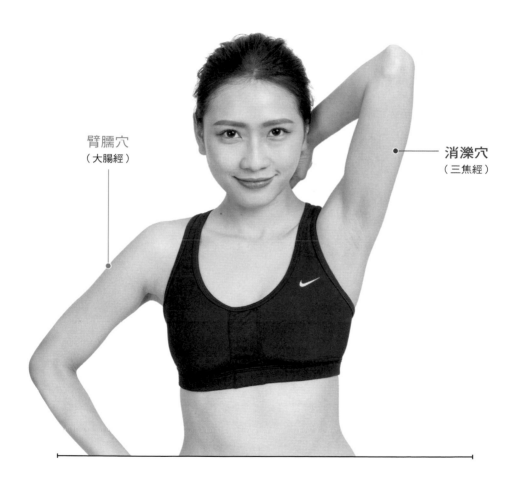

臂臑穴<br>（大腸經）

消濼穴<br>（三焦經）

# 08 敲出蜜桃臀

長時間久坐、或是產後缺少運動、不良的生活習慣,或是不正確的走路姿勢,都會造成臀部脂肪堆積,進而導致骨盆變形,臀部就越來越大了。

**方法**

用大支敲敲樂或大瓷盤,敲打大腿外側、髖關節周圍以及臀部。臀部因脂肪層較厚,敲打時力道要大一些,效果才會好。

**時間**

每個穴位敲 3 ～ 5 分鐘。另外,整個臀部則可以敲 10 ～ 15 分鐘。

**Point**

秩邊穴能使鬆弛的肌肉恢復彈性與活力,改善臀部下垂的情形,並消除臀部和大腿後側的贅肉,塑造優美的臀部曲線。此外,承扶穴也能舒筋活絡,刺激臀大肌的收縮,防止臀部下垂。2 個穴位經常同時敲打刺激,美臀效果更佳。

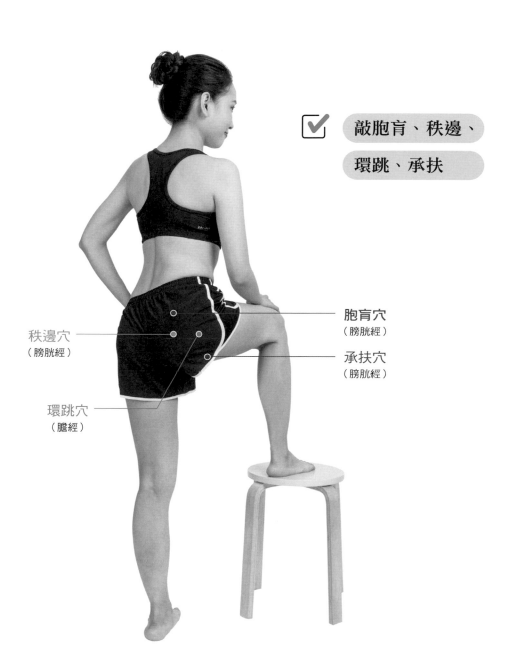

☑ 敲胞肓、秩邊、
環跳、承扶

秩邊穴
（膀胱經）

環跳穴
（膽經）

胞肓穴
（膀胱經）

承扶穴
（膀胱經）

## 09 大象腿拜拜

腿是人體的第二個心臟，每天擔負著支撐身體站立、走路、跑步的重責大任。女生特別容易下半身肥胖，而大象腿也是女生的致命傷。久坐、不正確的飲食習慣和錯誤的體態，不但會影響下半身的血液循環，也是造成下半身肥胖的頭號殺手。

方法

用大支敲敲樂或大瓷盤，由內至外敲打大腿；肥胖部位和關鍵穴位可以重點加強。另外，由於大腿的肌肉比較發達，建議用較大的工具，例如大磁盤、桌球拍敲打，比較好施力。此外，敲打時力道也要重一些。

時間

每個穴位敲 3 ～ 5 分鐘。

Point

想要甩開惱人的下半身肥胖問題，擁有一雙纖細美腿嗎？除了日常飲食忌口之外，適度的刺激穴道，也可以輕鬆達到緊實腿部線條。風市穴有助於調節人體內分泌，使下半身血液更順暢，進而改善因代謝不佳、水分堆積所引起的腿部浮腫的問題。此外，梁丘穴有助排除大腿多餘水分，改善臀部下垂及大腿肥胖鬆弛，使腿部線條更加緊實。

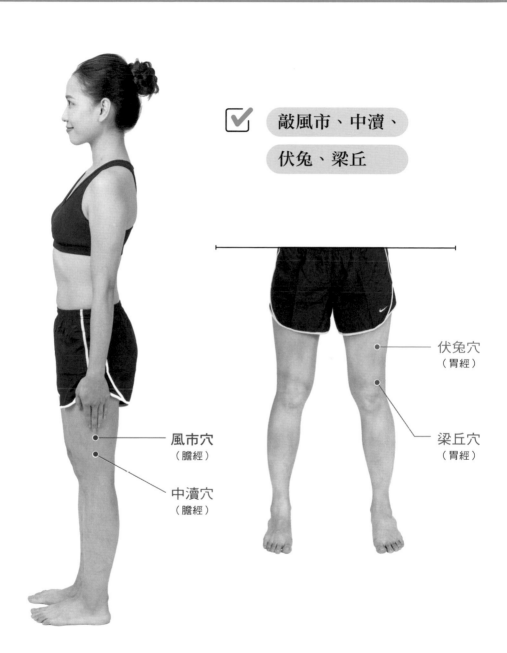

☑ 敲風市、中瀆、
伏兔、梁丘

風市穴
（膽經）

中瀆穴
（膽經）

伏兔穴
（胃經）

梁丘穴
（胃經）

# 10 消除蘿蔔腿

蘿蔔腿除了會讓小腿看起來粗粗的影響美觀之外,還容易導致心血管方面的疾病,所以「瘦小腿」刻不容緩。

**方法**

用大支敲敲樂或大瓷盤,由上至下來回敲打小腿肚,敲至關鍵穴位處可加強停留。

**時間**

每個穴位敲 3 ～ 5 分鐘。

**Point**

小腿上的承山穴能消除水腫,排除體內的廢物,美化小腿曲線。此外,刺激承筋穴能進一步促進血液循環,加強深層肌肉活動,使小腿線條呈現出美麗動人的曲線。

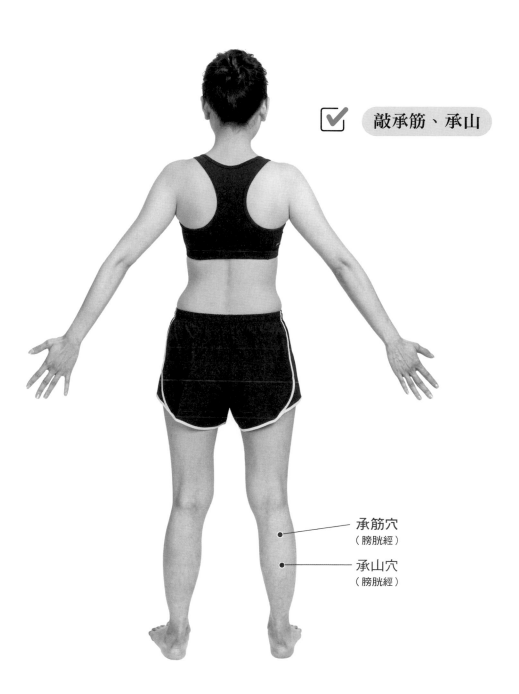

☑ 敲承筋、承山

承筋穴
（膀胱經）

承山穴
（膀胱經）

# 敲療，重啟人體自癒力的開關

我（王金信）出生在平溪菁桐老街的鄉下，家父當年為了養育 6 名子女從事最危險的礦工工作；在工作幾年中發生一次礦車出軌意外，腦部緊急開刀救回一命。此後，舉家搬遷到木柵，父母親靠經營雜貨店小生意，養育我們長大成人。家父晚年常受礦工職業病——塵肺症所苦，進出醫院數十次，仍不敵病魔摧殘，享年 59 歲離世。

做子女的非常難過與不捨，在多次進出醫院期間，更能體會到病人的痛苦與無助，進而影響家屬的心情。此外，這些年又從幫忙治癒老婆的嚴重失眠、頭暈、貧血、鼻子過敏、眼睛乾癢、胃痛、便祕、婦科病、牙齒痛、類風濕性關節炎、全身痠痛等過程中，更加深刻體會到病人受盡病魔摧殘之苦。

或許，是一股「慈悲心」的源起，也或許，是老天爺的「使命」，在眾多「因緣」的連結之下，讓我們夫妻倆開始研發出「敲敲樂」和「對位敲療」的理論，讓大家不需要花費大量的金錢，通過簡單的敲敲打打，就可以喚醒身體的自癒力，輕輕鬆鬆變健康、變美麗！

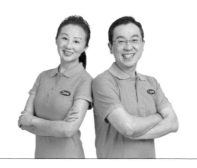

　　這些年，在全台分享「敲療」的健康課程，讓大家瞭解痠痛、病痛，多源自於生活作息、飲食、起居、無有定時，累積數十年的惡習所致。雖然，我們都不喜歡「痛」的感覺，但事實上「病痛」並非絕對的壞事，相反地，它是老天爺給的警訊，強迫我們必須開始正視疾病，找出病因，改變觀念，進而修正惡習，以重獲健康。

　　看到眾多人透過「敲療」恢復了與生俱來的「自癒系統」，重視養生、改變惡習，對病痛的態度從原本的被動，轉變為主動積極：自我敲打、自我療癒，慢慢地重拾健康，我們夫妻倆除了開心之餘，也覺得這是我們人生中最有價值、最欣慰的事。

　　最後，感謝所有教過我們的老師、感謝願意改變來學習健康的朋友、感謝中廣心靈的春天節目主持人丁丁姊（丁美倫）的愛護與傳播、感謝采實文化的信任與支持、感謝閱讀這本書的您！希望您在閱讀完這本書之後，與我們一起積極地分享健康，散播愛給更多的人，讓我們為大眾的健康，攜手共同努力。

HealthTree
健康樹　　健康樹系列110

# 敲療——經絡對位敲打法

比拍打更有效，比刀療更安全！第一本完整介紹經絡原理的治痠止痛圖解書

| | |
|---|---|
| 作　　　者 | 王金信＆李可晴 |
| 總　編　輯 | 何玉美 |
| 選 題 企 劃 | 周書宇 |
| 責 任 編 輯 | 周書宇 |
| 美 術 設 計 | 比比司工作室 |
| 繪　　　圖 | 莊欽吉 |
| 攝　　　影 | 水草攝影工作室 |
| 動 作 示 範 | 賴盈璇（小羅家族 Lo-family） |
| 妝 髮 設 計 | 新秘 Kylie Tsai Studio ／整體造型 |

| | |
|---|---|
| 出 版 發 行 | 采實文化事業股份有限公司 |
| 業 務 發 行 | 張世明・林踏欣・林坤蓉・王貞玉 |
| 國 際 版 權 | 施維真・王盈潔 |
| 印 務 採 購 | 曾玉霞 |
| 會 計 行 政 | 李韶婉・許俽瑀・張婕莛 |
| 法 律 顧 問 | 第一國際法律事務所　余淑杏律師 |
| 電 子 信 箱 | acme@acmebook.com.tw |
| 采 實 官 網 | www.acmebook.com.tw |
| 采 實 FB | www.facebook.com/acmebook01 |

| | |
|---|---|
| Ｉ Ｓ Ｂ Ｎ | 978-957-8950-22-1 |
| 定　　　價 | 380 元 |
| 初 版 一 刷 | 2018 年 4 月 |
| 初 版 十 五 刷 | 2023 年 10 月 |
| 劃 撥 帳 號 | 50148859 |
| 劃 撥 戶 名 | 采實文化事業股份有限公司 |
| | 104 台北市中山區南京東路二段 95 號 9 樓 |
| | 電話：02-2511-9798　傳真：02-2571-3298 |

國家圖書館出版品預行編（CIP）資料

敲療：經絡對位敲打法／王金信，李可晴作. --
初版. -- 臺北市：采實文化，民 107.04
　面；　公分. --（健康樹系列；110）
ISBN 978-957-8950-22-1（平裝）

1. 穴位療法　2. 經絡療法

413.915　　　　107002568

本書係為作者的個人經驗分享，不能取代任何專業醫師的治療。患有疾病者若欲使用書中的方法，請先諮詢專業醫師，避免造成身體不適。此外，若敲打過程中有任何不適，請立即停止，並尋求專業醫師的協助。

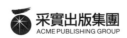

采實出版集團
ACME PUBLISHING GROUP

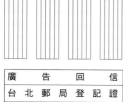

**采實文化** 采實文化事業有限公司
ACME PUBLISHING

104台北市中山區建國北路二段92號9樓

**采實文化讀者服務部　收**

讀者服務專線：（02）2518-5198

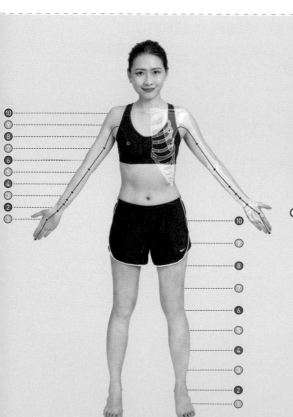

# 敲　療
## 經絡對位敲打法

第一本完整介紹經絡原理的
治痠止痛圖解書

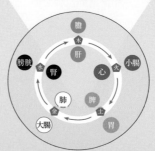

## 讀者資料（本資料只供出版社內部建檔及寄送必要書訊使用）

① 姓名：　　　　　　　② 性別：□男　□女

③ 出生年月日：民國　　　年　　　月　　　日（年齡：　　　歲）

④ 教育程度：□大學以上　□大學　□專科　□高中（職）　□國中　□國小以下（含國小）

⑤ 聯絡地址：

⑥ 聯絡電話：　　　　　　　⑦ 電子郵件信箱：

⑧ 是否願意收到出版物相關資料：□願意　□不願意

## 購書資訊

① 您在哪裡購買本書？□金石堂（含金石堂網路書店）　□誠品　□何嘉仁　□博客來

　□墊腳石　□其他：　　　　　　　　　　　（請寫書店名稱）

② 購買本書日期是？　　　年　　　月　　　日

③ 您從哪裡得到這本書的相關訊息？□報紙廣告　□雜誌　□電視　□廣播　□親朋好友告知

　□逛書店看到　□別人送的　□網路上看到

④ 什麼原因讓你購買本書？□喜歡民俗療法　□被書名吸引才買的　□封面吸引人

　□內容好，想買回去參考　□其他：＿＿＿＿＿＿＿＿＿＿＿＿＿＿（請寫原因）

⑤ 看過書以後，您覺得本書的內容：□很好　□普通　□令人失望

⑥ 對這本書的整體包裝設計，您覺得：□很好　□普通　□令人失望

## 寫下您對本書及出版社的建議

① 您最喜歡本書的特點：□圖片精美　　□實用簡單　　□包裝設計　　□內容充實

② 您對書中所傳達的訊息及步驟示範，有沒有不清楚的地方？

＿＿＿＿＿＿＿＿＿＿＿＿＿＿＿＿＿＿＿＿＿＿＿＿＿＿＿＿＿＿＿＿

③ 未來，您還希望我們出版哪一方面的書籍？

＿＿＿＿＿＿＿＿＿＿＿＿＿＿＿＿＿＿＿＿＿＿＿＿＿＿＿＿＿＿＿＿

＿＿＿＿＿＿＿＿＿＿＿＿＿＿＿＿＿＿＿＿＿＿＿＿＿＿＿＿＿＿＿＿